心肺康复理论及治疗技术

胡　菱　赵兰婷　王明航　田　伟　主编

U0286842

清华大学出版社
北京

图书在版编目（CIP）数据

心肺康复理论及治疗技术 / 胡菱等主编 . —北京：清华大学出版社，2021.1（2025.3 重印）
ISBN 978-7-302-56805-6

Ⅰ . ①心… Ⅱ . ①胡… Ⅲ . ①心脏血管疾病 - 康复医学 ②心脏血管疾病 - 诊疗 ③肺疾病 - 康复医学 ④肺疾病 - 诊疗 Ⅳ . ① R54 ② R563

中国版本图书馆 CIP 数据核字（2020）第 217389 号

责任编辑：孙　宇
封面设计：吴　晋
责任校对：李建庄
责任印制：丛怀宇

出版发行：清华大学出版社
　　　网　　址：https://www.tup.com.cn，https://www.wqxuetang.com
　　　地　　址：北京清华大学学研大厦 A 座　　　邮　　编：100084
　　　社 总 机：010-83470000　　　　　　　　　邮　　购：010-62786544
　　　投稿与读者服务：010-62776969，c-service@tup.tsinghua.edu.cn
　　　质量反馈：010-62772015，zhiliang@tup.tsinghua.edu.cn
印 装 者：涿州市般润文化传播有限公司
经　　销：全国新华书店
开　　本：185mm×260mm　　　印　　张：10.75　　　字　　数：214 千字
版　　次：2021 年 2 月第 1 版　　　　　　　　印　　次：2025 年 3 月第 8 次印刷
定　　价：68.00 元

产品编号：090810-01

《心肺康复理论及治疗技术》
编 委 会

主 审：

　　张　萍　北京清华长庚医院

主 编：

　　胡　菱　北京小汤山医院

　　赵兰婷　北京清华长庚医院

　　王明航　河南中医药大学第一附属医院

　　田　伟　首都医科大学北京中医医院

副主编：

　　喻鹏铭　四川大学华西医学中心

　　孙兴国　首都医科大学阜外医院

　　张兆国　北京市第一中西医结合医院

　　赵明明　广西壮族自治区江滨医院

编 委： （按姓氏拼音排序）

　　蔡国锋　黑龙江中医药大学附属第二医院哈南分院

　　陈　瑜　广西壮族自治区第三人民医院

　　刁　倩　北京小汤山医院

　　范春亮　北京小汤山医院

　　郭　琪　上海健康医学院

　　黄力平　天津体育学院

　　姜宏英　首都医科大学附属北京康复医院

　　矫　玮　北京体育大学

　　李晓欧　四川大学华西医学中心

　　李雪红　黑龙江省农垦总局总医院

　　刘　华　首都体育学院

　　钱菁华　北京体育大学

　　宋　炜　北京市大兴区中西医结合医院

孙　洁　北京小汤山医院

王红娟　山西荣军医院

王文丽　昆明医科大学第二附属医院

王秀梅　青海省康复医院

吴　霜　贵州医科大学附属医院

武　亮　北京小汤山医院

谢　瑛　首都医科大学附属北京友谊医院

胥亚楠　北京小汤山医院

张　卉　北京小汤山医院

张　静　河南省人民医院

赵冬琰　北京小汤山医院

秘　书：

李　新、裴赫男

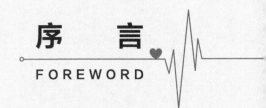

序 言
FOREWORD

控制慢性非传染性疾病的蔓延已经成为 21 世纪提高我国人民健康水平的重要工作之一。目前，我国心血管病患病率持续上升，心血管病患病人数快速增加，导致心血管病负担极其沉重。并且，随着社会老龄化进程的加速，慢性肺病、肿瘤、骨关节疾病的发生率也逐年上升，严重影响着人们的健康。患者反复住院，对其个人、家庭、社会而言都造成了沉重的负担。

"健康所系，性命相托"是每个医者步入医学殿堂时的庄严誓词，那什么才是真正的健康？一直以来，我们追求疾病的快速诊断，恰如其分的药物治疗，以及在特定情况下的外科手术治疗。在此之后，患者顺利出院，但他/她确实"健康"了吗？从事临床工作数十年，在众多诊治的病例中，不乏留有遗憾的病患，作为医者越来越体会到我们治疗的对象应该是"人"而不是"疾病"，更不应该是"病变"。只有预防、治疗、康复三者相结合，进行全生命周期的管理，才能带来真正的"健康"。

康复医学的目的是改善生活、改善预后。心肺康复也是以此为宗旨，目的是提供最优质的医疗服务。在如今循证医学的时代，多个心血管系统疾病的指南都对心肺康复作出推荐，而完善的心肺康复技术在帮助病患恢复健康中的作用日益凸显。但目前心肺康复尚未普及，因此让更多的临床医师和患者都深入了解和认识心肺康复也是一项重要工作。

本书是在北京市医院管理中心临床医学发展专项——"扬帆"计划项目的支持下，清华大学附属北京清华长庚医院和北京小汤山医院联合主导，由小汤山医院心肺康复科胡菱主任牵头，国内著名的心肺康复专家孙兴国教授、丁荣晶教授参与编写。本书联合了国内十余家医院的临床医学专家、运动医学专家和中医学专家，体现了整体整合、体医融合、中西医结合的理念。2020 年新型冠状病毒肺炎疫情席卷全球，小汤山医院作为抗击疫情的重要战场，胡菱主任及其同仁在承担艰巨抗疫任务的同时，对于本书的编写工作付出了辛勤的劳动。书中重点介绍了心肺康复医学的概念、具体评估方法及基本技术，内容详实，语言通俗易懂，兼具科学性、实用性，可以作为心肺康复医师、治疗师等相关从业人员的参考和指导用书。

张　萍

清华大学附属北京清华长庚医院副院长

2020 年 12 月

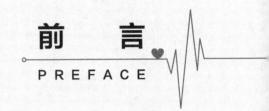

前　言

PREFACE

中国正快速进入老龄化社会。据 2010 年全国第六次人口普查结果显示，60 岁以上的老龄人口数达 1.78 亿 (13.26%)，预计到 2050 年，将超过 4 亿（＞30%）。由于老年人群是心肺疾病的主体人群，随着人口老龄化的加剧，预计到 2030 年心肺疾病的比重将超过 50%。老年心肺疾病带病延年的现状与未来使心肺康复的需求日益加大。并且随着现代康复医学以及心脏康复和肺康复理论与技术的不断发展，心肺康复成为改善心肺疾病患者心肺功能、提高活动能力和生活质量的重要手段，其重要性也逐渐被人们所认识。因此，提高心肺康复的评定水平和治疗技术已经迫在眉睫。

心肺康复是一个全面的、全程的团队医疗作业过程，通过全方位的联合管理，为心肺疾病患者在急性期、恢复期、维持期，直至整个生命过程提供心理、生物和社会等多方面、长期综合的管理服务和关爱。通过心肺康复可以减少猝死率、再发病率、再入院率，可提高运动耐量和肌肉功能，改善心功能和肺功能，控制危险因素，改善自主神经功能、末梢循环和炎症指标，解除焦虑、抑郁等心理压力，提高患者生活质量，提升社会复职回归率，全面改善生命预后。

《心肺康复理论及治疗技术》是由北京市自然科学基金及北京市医院管理中心临床医学发展专项——"扬帆"计划项目共同资助。本着科学性、普及性、实用性的原则，本书按照心肺康复治疗流程共分 14 章，除绪论外，包含心肺运动试验、心肺评定量表、运动能力评定、自主神经功能评定、有氧运动、抗阻训练、循环训练、水中训练、呼吸训练、协调性训练、中医传统康复技术、心理治疗及常用理疗技术的有关内容。

本书能够顺利出版要由衷地感谢参加此次撰写的编者们，感谢他们在编写过程中翻阅大量中外文献、精益求精的写作态度。

康复医学是一个成长中的学科，心肺康复也将在其发展过程中不断的得到补充和深化。由于本书的编写时间和水平所限，疏漏和局限处在所难免，诚请各方进行批评指正并提出宝贵的意见，以利于本书的修订和再版。在此我们表示诚挚的谢意！

编者
2020 年 11 月

目　录
CONTENTS

目 录

第一章　绪　论

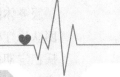

第一节　心肺康复医学的性质、任务及特点

一、心肺康复医学的性质

心肺疾病是一系列涉及循环和呼吸系统的疾病，主要包括心脏疾病及肺疾病。两者的致病因素十分复杂，常相互影响，药物、手术、支架、呼吸机等治疗手段仍不能完全有效改善心肺疾病患者的心肺功能，并且未明显提高患者的生活质量。随着心脏康复和肺康复理论与技术的不断发展，心肺康复成为改善心肺疾病患者心肺功能、提高活动能力和生活质量的重要手段。由于循环和呼吸系统解剖结构和生理作用的联系，单独进行心脏康复或肺康复往往达不到最佳效果，因此应积极倡导心肺康复一体化的理念。当代心肺康复是通过全面、规范地评定，采取综合医疗干预手段，包括药物、运动、营养、教育、心理等手段，提高患者循环系统和呼吸系统功能，改善患者生活质量，回归家庭社会生活。

心肺康复是以循证医学为基础，综合临床医学、运动医学、营养医学、心理医学、行为医学，以医学整体评估为基础，制订个体化综合干预方案，为心肺疾病患者在急性期、恢复期、维持期以及整个生命过程中提供生理、心理和社会的全面和全程管理服务与关爱。旨在改善其心肺功能、减轻患者疾病症状，提高日常活动耐力并且促进疾病趋于稳定。心肺康复既往主要集中于冠状动脉粥样硬化性心脏病（以下简称冠心病）、慢性阻塞性肺疾病（Chronic Obstructive Pulmonary Disease，COPD）。近年来已经扩大为所有患有心肺疾病的患者，这包括了心脏疾病和肺疾病，心脏疾病包括冠心病、慢性心力衰竭、高血压、心房颤动、心脏瓣膜病、心肌病、外周血管病和先心病等，肺疾病包括COPD、慢性呼吸衰竭、限制性肺病、肺炎、支气管哮喘、肺栓塞、肺纤维化和肺癌等。此外，心肺康复还包含其他疾病合并心肺功能障碍患者的康复，如脑卒中、脊髓损伤、骨关节病、糖尿病、肿瘤、皮肤结缔组织病、骨质疏松等。

心肺康复是一系列综合性干预措施，基本内容包括：病情评估、药物治疗、运动训练、呼吸肌训练、氧疗、营养治疗、睡眠管理、戒烟、改善外周肌肉收缩力（如：膈肌起搏治疗）以及社会心理支持等。我国的心肺康复一般采用"治疗前期预防、治疗中期有效干预、治疗后期管理"的模式，新兴的"医院—社区—家庭慢性病连续照护服务体制"正处于尝试阶段。心肺康复治疗是以呼吸和心血管医师为主导的多学科团队治疗模式，强调整体和全程治疗理念，包括预防和治疗两个医学目的，是心肺疾病稳定期患者最佳的治疗策略。心肺康复人员的构成包括康复医师、康复护士、心肺康复治疗师/运动治疗师、营养师、心理咨询师、药剂师、志愿者或社会工作者以及患者家属等。心肺康复方法则主要包括运动干预、呼吸干预、物理因子治疗、心理治疗、营养治疗、康复护理、中医治疗等。运动疗法是康复治疗的重点和核心，国内对此也进行了大量研究，例如先前研究探讨了冠心病心力衰竭患者在常规药物治疗情况下辅以步行运动训练对其疗效的影响。结果表明，步行运动训练可显著提高心力衰竭患者的运动耐量，在冠心病心力衰竭常规药物治疗同时辅以步行运动训练更加有利于其心功能的恢复。应当鼓励冠心病心力衰竭患者进行运动锻炼，以改善生活质量。肺康复中对于运动干预和呼吸干预的研究最多。例如研究耐力训练结合肌力训练对 COPD 患者肺功能、肌力、运动耐力及生存质量的影响。结果表明，耐力训练结合肌力训练改善 COPD 患者的运动耐力和肌力，进而改善患者的生存质量，为 COPD 患者临床治疗制订合理的运动方案提供依据。

综上，心肺两个脏器是维持人体生命的重要器官，是影响氧供的核心器官，心血管系统和呼吸系统在病理、生理上关系密切，康复治疗时需要两者兼顾，单独地进行心脏或肺部的康复往往达不到很好的效果，需要把两者作为一个整体来看待，而目前临床研究也越来越侧重于在研究康复方法同时对心肺功能的影响。

二、心肺康复的特点

(一) 整体观

以人体解剖为基础的系统生理学认为人体解剖和功能均由呼吸、循环、消化、运动、神经等各系统组成，在此背景下，生命科学及医学研究也越来越细，由系统逐渐深入到器官、组织、细胞、分子等水平，并发展建立各自的理论体系，尤其在讨论人体功能学调控时，基本上忽略有机整体不可分割的整体观点，往往存在各自为政的局限性和片面性。系统生理学下的临床医学也走向了分科细化的历程，专科细化在一定程度上提高了治疗的效率和精准性，给我们带来了科技和知识的进步，但同时伴随分科过细过窄却使得医师可能只了解人体的某个/些部位，造成片面机械的"头痛医头，脚痛医脚"，对"症"治疗，从而偏离了以人为本"治病救人，救死扶伤"和"减少疾病，提高健康水平"疾病防治的根本职责，尤其是在面对一些涉及多脏器的慢性病及心肺疾病的时候，显得更加力不从心。包括心肺康复在内的各专业临床医学专家们自行组织制定的专家共识和指南，基本上是以对症治疗为主体，属于"治标不治本"。对传统系统生理学和医学体系的反思，整体整合生理学／医学新理论体系强调人体功能的一体化调控。人体内的各个系统是不可割裂、相互联系的。应当把人看作一个不可分割的有机整体，呼吸为表征，血液循环为基础，氧化能量物质为核心，受神经和体液的调控，在消化吸收、泌尿、排泄、皮肤等的配合下，机体功能动态趋向于平衡，但永远不能达到真正平衡。心肺代谢一体化调控理论进一步发展，在一体化基础上强调个体化的精准运动方案，达到有效治疗的目的。其核心就是用心肺运动试验客观定量评估人体整体功能状态，进而确定个体化精准运动强度，以及在连续逐波血压、连续血糖等功能动态监测指导下制订运动频次，再配合传统抗阻训练、气功、八段锦、弹力带等辅助运动，并结合优化药物、禁烟限酒、管理睡眠、健康饮食和精神心理等方法，实现一体化管理目标。

（二）运动康复为基石

长期以来，运动都被看作是心肺康复治疗的基石。但是，目前仍没有关于心肺疾病患者特有的运动训练处方指南。大部分研究仍是基于美国运动医学学会的推荐为患者定制处方，而多年的临床实践也确实证实这一方案的可行性与有效性。总体而言，就其训练强度来说，在确保患者安全的前提下，运动训练负荷越高，整体指标改善越明显。但改善并不一定体现在患者的最大输出功率或摄氧量上，恒定功率下运动耐受时间似乎是更敏感的指标。

在有氧训练方面，步行与踏车运动均可作为患者的耐力运动形式。若以提高步行能力为目的，可能步行训练更为合适；而踏车运动更多地激活股四头肌，训练时血氧饱和度下降较轻微，更适用于病情较差的患者。对于运动耐受性差的患者，间歇高强度运动训练通过短时间高负荷与低负荷或无负荷相间的运动形式，可在患者耐受范围内显著提高运动耐受时间，令部分重症患者能重新接受有效的运动训练，而短的间歇运动期（小于 1 分钟）可使患者的相关症状控制在较低的水平。在实践中，间歇运动可作为相应代谢负荷的家庭，自定节奏的家务劳作。而神经肌肉功能性电刺激已经积累了大量的研究文献，证实其可作为肌肉训练的一种替代性治疗。目前尚没有统一的治疗处方，其中小于 10Hz 的电刺激有助于激活 I 型纤维，增强耐疲劳性；大于30Hz 的电刺激可激活两种纤维，或选择性激活 II 型纤维，例如使用 35～50Hz 电刺激有助于激活两种肌纤维，改善其肌力与耐力。在抗阻训练方面，其改善心肺功能的效果虽然不及有氧训练，但科学规律的训练能显著提高肌肉体积与力量，对减轻患者疲劳无力感，减缓体重下降，改善身体构成成分等都有显著作用。而将肌肉力量的改善转化为运动能力的改善的过程似乎依赖于力量训练，大部分高强度抗阻训练（大于80%1RM）能够改善患者的亚极量运动能力，而中强度抗阻训练似乎没有显著改善作用。科学的运动训练不光有助于提升患者心肺功能，还能有效缓解患者的不良情绪，相应地，放松训练能在缓解焦虑抑郁的同时，也能提高患者对运动的耐受性，从而提高活动能力。因此，两种干预措施是相互促进的，处理好两者的关系将获得"1＋1＞2"的协同效应。除上述两种类型的训练外，平衡与柔韧性训练的重要性也逐渐受到重视。

（三）个性化治疗方案及自我管理

心肺疾病患者具有不同的病史特点与病程进展速度，伴随不同的合并疾病，且其心理情绪状态、社会角色各异，这都需要医师对其进行个体化的精准康复，提供整合疗法。常言道"纸上得来终觉浅，绝知此事要躬行"。以往的心肺康复将治疗模式定位为"医务人员"对"患者"的单向指导、训练，而忽视了患者对自身病情的管理主动性。提高患者对自身疾病的认识是患者自我管理的重要内容，不仅可减轻焦虑抑郁的情绪，还能提高患者参与治疗的依从性，使治疗方案得到更积极地响应。康复治疗团队可通过小组活动、病友会等形式，普及相关知识，还可以指导患者将自身经验进行分享，让更多的患者以第一人称视觉角度更深入了解疾病的发生、发展与治疗细节。不断累积的证据表明，虽然单独的"患者宣教 - 自我管理"干预治疗并不如运动训练的效果显著，但它能显著推动整个心肺康复项目的顺利进行，提高患者依从性，纠正其不良行为，因此，正逐渐被广泛应用。

近年来，认知疗法已经开始试用于患者自我管理的项目中。其核心措施包括操作性反射、认知变换、自我效能强化与激励机制的应用等。这些措施能有效地改变患者的行为模式，诱导更积极的心态，可显著提高患者治疗的依从性与戒烟成功率。

另外，终末期患者的管理也是近年研究的新热点。在国外，这又称为提前护理计划，主要针对终末期患者在生命最后阶段的愿望。通过患者本人与专业照料者进行商讨，决定其终末期护理选择与实施方案。后者是指患者提前决定当其因疾病或其他原因丧失判断能力时，应使用何种护理、措施对其进行治疗。虽然国内尚缺乏相关的法律基础，但国外少量的研究已经发现，这种措施能有效改变患者结局，并为其提供支持。

三、心肺康复的任务

（一）提高患者的生存质量

心肺康复是一个全面和全程的团队医疗作业过程，通过全方位的联合管理，为心肺疾病患者在急性期、恢复期、维持期，直至整个生命过程提供心理、生物和社会等多方面、长期综合的管理服务和关爱。减少猝死率、再发病率、再入院率，提高运动耐量和肌肉功能，改善心功能和肺功能，控制危险因素，改善自主神经功能、末梢循环、炎症指标，解除焦虑、抑郁等心理压力，提高生活质量，提高社会复职回归率，全面改善生命预后。

（二）全面提高医生的参与度

目前，传统意义上的医疗分为预防、治疗和康复。而狭义上的临床医学主要指的是住院和门诊的治疗，其目的是延长生命。心肺康复的目的主要着眼于患者预后的改善。心肺康复将从根本上扭转单纯生物医学的模式，弥合公共卫生、预防医学、临床医学之间的裂痕，实现生命的长度和质量双重改善的目标，使得医师更加全面地参与整个医疗工作的始终，完成对患者从生理到心理、从生物医学到社会医学的多方面、全程化和综合性的服务和关爱。促使医疗行为的主体——医师和患者共同主导和参与整个医疗过程，双方主动及有效互动，能更好地诠释对生命意义的尊重。

（三）提高医疗服务的质量

心肺康复是一个长期、全面的多学科合作的医疗过程，药物处方对运动疗法、人体营养、心理状态的影响以及药物之间的相互作用，都是心肺康复中需要注意的事项。这就要求药物的选择、配伍和剂量的调整以及新药改进和创新，都更加科学有效且成本合理。因此完善心肺疾病患者的药物处方，管理好临床用药的有效性、安全性和依从性，控制好危险因素，才能实现康复目标。中国心肺疾病康复工作的广泛开展，迫切地需求更多创新型心肺疾病康复设备的涌现，为全程化的康复过程提供有力支撑，这些创新设备包括远程可移动医疗监护设备、微量采血即时检验设备、食物营养成分测定及控制设备、有氧运动及抗阻运动设备、理学疗法设备，心理干预的智能化操作系统以及健康数据管理的大数据、云平台等。

（四）促进人类社会发展

1. 人口老龄化的需求

中国正快速进入老龄化社会。据 2010 年全国第六次人口普查显示：65 岁以上的老龄人口数达 1.78 亿（13.26%）；预计到 2050 年，将超过 4 亿人（＞30%），由于老年人群是心肺疾病的主体人群，随着人口老龄化的加剧，预计到 2030 年心肺疾病的比重将超过 50%。老年心肺疾病带病延年的现状与未来，使得心肺康复的需求日益加大。

2. 心肺疾病患病率现状的需求

随着中国经济的高速发展，工业进程的突飞猛进，人们的生活方式发生了巨大变化。环境污染，高脂、高热量的欧美化饮食结构，快节奏、高强度的生存竞争压力，久坐上网、以车代步缺少运动的生活方式，使中国心肺疾病的患病率持续上升。全国心血管疾病患者约 2.3 亿，每 5 个成年人中就有 1 人患心血管疾病。此外，近年来 COPD 的发病率与死亡率也呈现逐年上升的趋势，目前我国 COPD 的死亡率位居全球第 4 名，并预估在 2030 年将跻身全球第 3 名。在中国，40 岁以上人群 COPD

患病率为 9.9%。有研究评估了未来 COPD 流行病学模式的改变趋势,预测未来(至 2025 年)COPD 发病率增加的同时,中至重度、女性患者且年龄≥75 岁的 COPD 患者比例将明显升高,预示着 COPD 疾病在临床的"老龄化"与"重度化"。庞大和持续上升的患病数量,使心肺疾病康复的需求更加紧迫。

3. 心肺疾病治疗现状的需求

目前我国心血管疾病的治疗技术已达到国际先进水平。但经皮冠状动脉介入治疗(PCI)、埋藏式心律转复除器(ICD)、心脏再同步化治疗(CRT)等并未使心血管疾病的死亡率下降,也没有降低心血管疾病的复发率和急性心血管发生率。例如,冠心病患者经过手术治疗和药物治疗,出院 6 个月内的死亡率和再住院率达 25%,4 年累积死亡率高达 22.6%。资料表明,COPD 患者较非 COPD 患者的冠心病发病率、死亡率均高,且随着年龄增长死亡率急剧升高。COPD 急性加重时,冠心病尤其是急性心肌梗死的风险明显增加。鉴于冠心病是 COPD 的常见并发症,且患者住院率、死亡率高,合并冠心病的 COPD 患者具有稳定期生活质量差、运动耐量低、更长的急性加重时间、更高的住院频次、死亡率等特点。这提醒我们不能仅限于对 COPD 的治疗,需要早期识别各种并发症尤其是心血管系统并发症并及早干预。以减少该病的死亡率,改善预后。心肺康复,将从根本上扭转单纯生物医学模式,从心理、生物和社会多方面为患者提供长期综合的管理服务和关爱。

(五)减轻医疗保险负担

1. 新医改政策的需求

在美国等发达国家支架置入数量逐年递减 11% 的状况下,我国每年的支架数量却逐年快速递增(30%)。有限的医疗卫生资源主要用于心脏事件后的急诊救治与手术、反复入院、反复介入治疗,导致医疗资源的巨大浪费及患者对医疗结果的困惑与不满。鉴于此,新医改要求:加快发展社会办医,促进健康服务产业的发展;鼓励外资和社会资本直接投向康复医院、老年病医院等资源稀缺,满足多元化需求的服务领域。这使得心肺康复领域成为解决医疗资源过度浪费,建立良好医患沟通关系的热点。

2. 减少医疗保险负担

德国和日本的经验告诉我们,心肺康复可大大提高心血管疾病患者的复职回归率,再就业的医疗保险费用的支付和新的社会产值的创造,不仅能够减少政府因失业带来的财政支出,还可通过再就业续接上医保费用,减少医疗保险负担。虽然短期内由于心肺康复费用的支出,提高了费用投入,但从长期来看,随着疾病复发率下降、急性事件减少、再入院率下降和反复介入或手术费用的减少,可使费用/效用显著改善,医疗经济效果极大提高。

第二节 心肺康复医学的发展历史及趋势

一、发展历史

我国心肺康复体系基本属于空白,心肺康复事业还处于起步阶段,缺乏相应的政策支持,如部分康复治疗项目目前在我国还没有纳入医疗保险,从事心肺康复治疗的专业人员人数较少,这些实际情况造成了患者在接受心肺疾病临床治疗后难以进行必要的康复治疗。

国外的心肺康复体系发展已有百年历史,经历了由被否定、质疑到普遍接受的过程,心肺康复已成为康复医学蓬勃发展的一个分支,使得发达国家冠状动脉粥样硬化性心脏病等心肺疾病的死亡率大幅度下降,许多国家已将心肺疾病的康复纳入医疗保险,有些国家甚至出台相关规定,心肺疾病患者如果未接受康复治疗,再住院时保险费用将减少支付比例。

心脏和肺是维持人体生命的重要器官,心肺功能障碍严重影响人们的生活质量,甚至影响到生命。心脏功能康复起源于冠心病的康复,已有40余年的历史,近30年来发展迅速,康复对象从开始的无并发症心肌梗死患者扩展到几乎所有心脏病患者,包括介入疗法及手术后的患者。而我国心脏功能康复近10年来发展较为迅速。

肺功能康复医学出现于20世纪40年代末和50年代初,治疗性呼吸训练的记载可以追溯到1781年,当时主要用于治疗肺结核及小儿麻痹症引起的呼吸肌麻痹。肺康复的广泛开展是在1970年以后,一般把1970年以前称为肺康复的历史阶段。1970年以后肺康复的概念不断改进,发展得更为具体、更为实际、更能够体现大健康的理念,并且由于检查手段不断完善和设备的逐渐更新使得评估技术不断进步。自20世纪90年代以来,循证医学又为我们带来更为科学的临床指导性的证据,因此称之为肺康复的现代阶段。目前肺康复广泛地应用于各种疾病所引起的呼吸功能障碍,尤以COPD、神经肌肉及脊髓疾病患者多见。

"肺康复是一种医学实践的艺术,它是为患者个体量身定做的、多学科的计划,它通过正确的诊断、治疗、心理支持和教育使患者的疾病在生理病理学和精神病理学两者达到稳定或逆转,并且尝试使患者恢复到被他的障碍和全身状况所允许的最佳的功能状态"。这个定义被1975年美国胸科协会(American Thoracic Society,ATS)所采用并发表在协会的通讯上。1981年ATS正式发表了关于"肺康复的立场说明"。1994年美国国家卫生研究院在肺康复研究展望中指出"肺康复是一个多学科的能够直接为肺病患者和他们的家庭提供连续服务,通常是由各学科的专家组成小组来完成和维持,使患者个体达到最大独立水平和社会能力目标"。1997年美国胸科医师学会(American

College of Chest Physicians，ACCP）和美国心肺康复协会（American Associate of Cardiovascular and Pulmonary Rehabilitation，AACVPR）发表了第一个肺康复指南，为临床肺康复提供了证据。1999 年 ATS 发表了"肺康复 -1999"并重新定义肺康复的概念为"肺康复是为慢性呼吸损伤患者进行的，按照个体化原则设计的一个多学科的治疗计划，其目的是尽可能有效地促使患者躯体和社会功能及自主性得到改善。"2006 年 ATS 和欧洲呼吸学会共同发表了关于肺康复的声明，声明采用了下述定义："肺康复是针对有症状的并伴有日常生活活动能力减退的慢性呼吸病患者，肺康复结合患者的个体化治疗方案，有循证医学证据，对患者进行多学科的、全面的干预。肺康复的目标是使患者症状减轻，达到最好的机能状况，通过稳定或逆转疾病的全身表现，减少健康照顾的费用"。2007 年 ACCP/ACCVP 对指南进行了更新。2013 年 ATS/ERS "肺康复关键概念和进展立场声明"强调由于慢性阻塞性肺疾病的多系统表现，频繁急性加重的复杂性，所以要采取综合看护原则来优化这些复杂患者的管理。2015 年 ATS/ERS 再次强化肺康复联合声明，旨在提高其应用性。虽然肺康复的概念被多次修改，但是个体化和多学科的原则始终保留，说明这个原则在肺康复中的重要性。

1980 年世界卫生组织制定了《国际损害、弱能、残障分类》（International Classification of Impairment，Disability and Handicap，ICIDH）。按照 ICIDH 的定义，损害是指心理上、生理上或解剖结构或功能的不同程度的丧失或异常；弱能是指由于损害而造成的活动能力受限或缺乏，以至不能按人类正常的模式或范围进行活动；残障是指由于损害或弱能而造成的个人在社会生活上的障碍，这种障碍限制或妨碍了个人在社会上按其年龄、性别和社会文化背景而应发挥的正常作用。根据这个分类，呼吸损害因呼吸疾病导致的心理、生理、解剖结构或机能的丧失和异常。损害是一个病理状态的外在表现，通常需要通过实验室检查来确定。对于呼吸系统疾病，呼吸损害表现在肺功能检查中 1 秒钟用力呼气量（FEV1）降低或通气受限或者周围肌肉功能试验中股四头肌肌力下降。呼吸弱能是因呼吸疾病而无力完成在正常范围内的活动，包括活动减少、职业工作和体力活动受限。呼吸弱能是通过6 分钟步行试验、基线或变化的呼吸困难指数问卷（Basical Dyspnea Index，BDI 和 Transitional Dyspnea Index，TDI）来确定的。呼吸残障是指由于呼吸损害或弱能而导致患者在参与社会生活或达到期望活动的能力上的缺失。例如，步行距离减少是弱能，因此而导致不能维持职业是残障。日常生活活动能力（Activity of Diary Life，ADL）下降则介于弱能和残障之间。2001 年 WHC 将残疾分类系统修订为《国际功能、残疾和健康分类》，在新的分类中除了原有的功能残疾分类外增加了环境因素和个人因素来说明个体生活和生存的背景，这样更有利于在制订康复计划时做到个体化并有针对性的干预。

大量的循证医学证据已经证明了以运动疗法为中心的综合肺康复方案是独立于标准医药治疗和患者教育以外的，并且是慢性呼吸系统疾病治疗的重要组成部分。

二、心肺康复发展趋势

开展适合我国国情的心肺康复不仅能减少疾病复发，降低医疗费用，而且能够提高医疗资源整体利用效率，满足人民群众日益增长的康复医疗需求。在目前形势下，发展心肺康复事业十分关键。心肺康复是其他康复的基础，有好的心肺功能，才有条件完成其他康复治疗。心肺功能的修复，重在康复。目前，心肺康复已作为构筑冠心病、慢性阻塞性肺疾病及糖尿病等多种疾病综合防治网络的重要手段，并在国内外多个指南中获得共识。我国心肺康复在迅速发展的同时，也存在很大的挑战。

（一）心肺康复一体化

心肺功能的一体化还体现在评价和治疗两方面，进行心肺康复前要进行全面整体的康复评价。心肺运动康复不同于骨科康复和神经康复中的肌力恢复。心肺运动康复主要体现在脏器康复和心肺耐力康复，其训练方法不仅仅是关注肌肉力量和速度的运动改善，而是全面考虑全身适应性恢复，从心肺功能的恢复到体能的恢复。心肺运动试验应客观定量评估指导，制订以精准、个体运动处方为核心的整体康复方案。同时要关注患者双心问题，对于心理睡眠状态进行专业评估及指导，生活质量评估及职业康复亦不可或缺。以循证医学为基础构架方法，制订标准化的管理流程，形成"评估－康复处方－介入－再评估－修订康复处方－再介入"的模式，推广心肺功能评价和治疗一体化理念，将评价和治疗一体化理念渗透到参与心肺康复的每一位医务人员心中。进行功能单元标准化设计，由康复医师、康复护士与康复治疗师团队负责建设。康复医师负责进行临床评价、康复功能评价与结果分析、康复临床指导、部分康复治疗；康复治疗师负责专业康复评价和康复治疗；康复护士负责康复护理、床旁部分康复治疗、协调康复治疗计划的实施。根据综合评测结果，制订精准干预方案，整体提高患者心肺功能，缓解症状、改善功能。

（二）科技引领心肺康复

21 世纪是科技进步的时代，强大的科技支撑和创新成果的转化加速了现代化心肺康复事业发展的脚步。大力发展健康产业促进"互联网＋"心肺康复发展，有效利用领先的传感器技术、自动定标技术、虚拟现实、设备自适应等多种技术，以及人工智能，综合全面评估患者的心血管系统、呼吸系统、循环系统、运动系统等功能，从而能够更安全、更有效地制订康复处方。利用成熟的、国际化的、互联网大数据处理和远程康复医疗平台，实现跨地域患者管理。利用信息交互技术，进行远程健康管理和康复指导。制订健康指导基本资料库：主要涉及宣教管理模块，把与疾病相关的信息集中后形成健康指导基本资料库，可以随意查阅。建立标准化流程，对患者进行指导，既方便了患者的管理，也便于推广和学习。运用系统化、信息化、现代化的管理平台，实施全人群、全周期的管理服务，同时也将为进一步科研储备提供研究数据。

（三）中西医共同促进心肺康复

心肺康复中西医结合一体化：当代心肺康复除了西医模式下运动训练、呼吸训练、体外反搏、心血管超声治疗、生活方式指导、药物治疗、接受健康教育等手段综合运用外，还应该努力挖掘和充分利用传统中医的方法和技术。

发挥我国中医康复的特色优势，中医康复中的传统康复技术已经成为康复治疗的重要手段，发挥着重要的作用。一些中医康复方法已经作为某些功能障碍的常规康复措施，普遍应用于康复临床，与西方康复治疗技术一起，共同为解决患者的功能障碍发挥作用。中医康复技术、健康思维，能调动人体良好的功能状态，提升活动能力，减少疾病的发生，在疾病康复中起着不可替代的作用。

中医理论心肺关系密切：根据中医基础理论脏腑学说，心肺两个脏器，关系密切。心肺同居上焦，《类经》云："心肺居于隔上"，心主血脉，肺主气、司呼吸。生理方面：心主血脉，肺朝百脉，助心行血，两者相互配合，气血方可正常运行，所谓"气为血之帅，血为气之母"。中医康复根据传统中医的整体观念和辨证论治特点，同时体现了中医"既病防变"和"瘥后防复"的治未病理念。中医康复学的技术方法来源于历代医学名家长期的临床实践，群众基础广泛而深厚，如针灸、刮痧、十二经络拍打、拔罐、耳穴、穴位贴敷、穴位电刺激、推拿按摩、膳食调养、太极拳、八段锦、五禽戏等，安全有效，易于推广。中医传统运动康复动静结合、内外兼修、形神和谐，以调节和增强人体各部分机能，诱发人体潜能，身心同练，以达到"正气存内，邪不可干"的境界。总之，中医康复具有"简、便、验、廉"特点，其成本低、可重复、易推广等特点，特别适合在社区康复推广和应用。

（四）政策推动心肺康复

事实上，我国早已进入老龄化社会并保持快速增长。据预测，2020年需要康复治疗的老年人将达5000万。2015年1月，国务院印发了《关于加快推进残疾人小康进程的意见》，提出要"逐步扩大基本医疗保险支付的医疗康复项目"。为落实国务院要求，人力资源和社会保障部、国家卫生健康委员会、民政部、财政部、中国残疾人联合会等部门共同研究，联合印发了《关于新增部分医疗康复项目纳入基本医疗保障支付范围的通知》，进一步将"康复综合评定"等20项医疗康复项目纳入了医疗保险支付范围。并且各地原已纳入支付范围的医疗康复项目还应当继续保留。尽管本次医保政策调整增加了部分康复评定的内容，但心肺康复收费目录仍然没有出现在本次医疗保险调整中，随着心肺康复理念逐步深入人心，以及社会各界对心肺康复的重视。下一步再调整康复相关医保政策时，建立和完善康复医保支付体系，是完善心肺康复医疗支付体系的关键，可切实减轻患者就医负担。同时，我们应该将个人、集体和全民医保体制与不同的保险机构相结合，共同支付心肺康复和预防干预的费用。可借鉴美国"凯撒模式"推进医险结合战略，将支付方和服务方的利益进行整合，借助商业保险、技术推广、激励机制等三大要素，既对医疗成本进行有效控制，又能更好地为患者提供康复服务。最终形成政府主导，多方参与的康复医疗保障体系，这样才能更好地推动心肺康复发展。

另外，加大对患者、医务人员的宣教工作，使其认识到心肺康复的重要性。无论是肢体残疾还是内科疾病，尽可能做好心肺功能康复，为患者进一步康复训练创造基本身体条件，对于疾病的康复和二级预防起到积极作用。同时，还需要建立健全国家层面心肺疾病预防的专业组织架构，发布心血管、慢性阻塞性肺疾病等高危患者心肺康复的专业康复指导和社会教育计划，以拓宽宣传、教育和随访范围。发挥患者自我管理慢性病与健康能力，使其认识到心肺康复的重要性及必要性，增加其进行心肺康复治疗的依从性。

其次，注重专业人才培养和多学科团队建设，目前，我国心肺康复医疗人才培养处于起步阶段，系统心肺康复专科人才培养体系和准入体系尚未形成。相关心肺康复医学会和医疗教育部门、医疗行政审批、管理部门，应加大力度组织心肺康复治疗师规范化培训与资格考试，重视学科骨干的培养，可进行心肺康复专科治疗师转岗培训及考试，心肺康复师职业认证体系。在心脏康复医疗实践中，多学科参与：药物、运动、营养、心理、戒烟，要积极推动各科医师，尤其是心内（外）科、呼吸科（胸外科）医师、康复科医师与呼吸治疗师、物理治疗师、运动治疗师、康复护士、营养师、心理医师、临床药师等配合，多学科融合，跨学科团队合作，专业分工明细和职责明确，临床工作中，由不同资质的医务人员在患者康复的不同时间节点上完成相应的工作。同时强化专业学会，提高学术影响力，举办高水平的国内外心肺康复学术会议，争取医疗管理部门的政策支持，重点扶持心肺康复专业发展，制定符合我国国情的专家康复共识及指南。

（五）构建三级心肺康复体系

心肺康复一体化建设是一个系统而长期的过程，仅在大、中型医院康复专科进行显然是远远不够的。2011年原卫生部颁布的《关于开展完善康复医疗服务体系试点工作的通知》明确提出建设三级康复体系，强调"注重预防、治疗、康复三者的结合"，构建分层级、分阶段的康复医疗服务体系。将处理危急重症的三级医院与康复机构和基层医疗有机整合，各司其职。在三级医院之间构建以功能评价为依据的康复流程，进而形成互联互通的康复医疗联合体、综合性三级医院重在提供急性期、超早期的康复介入，以便缩短平均住院日。康复专科医院在综合性三级医院和社区医院之间起到承上启下作用，完善转诊的标准及流程，并且要与护理院、老年病医院和社区康复机构等延续性医疗机构分工合作相互配合，保障患者在转诊后获得连续、一体化的医疗康复服务。社区卫生服务机构为恢复期和稳定期患者提供延续性康复医疗、健康教育和家庭康复护理等服务。还要重视区域间医疗资源的整合，优势资源的利用、共同发展，如京津冀联动发展，运用空中救援等设备完成三地之间患者的转运。医联体成员间相互提供更好的综合性技术支持，建立及完善各级医疗机构康复医学科双向转诊途径，建立双向转诊绿色通道，更好地保障转诊康复患者的医疗安全，提高诊疗水平。真正落实分层级、分级诊疗模式下心肺康复连续性服务体系，建立"家庭－社区－三级医院－康复专科医院－社区－家庭"分阶段康复医疗服务模式，满足人民群众多层次、多样化的康复医疗需求。

总之，随着我国心肺康复的制度和体系逐渐完善，心肺康复的专业团队在国内日趋成熟，从而为患者提供了更具针对性的心肺康复治疗方案，更好地改善患者的生活质量和生存质量，为社会和个人带来巨大的效益。心肺康复不仅是医疗行为，更是人民健康的回归，各方需要继续共同努力，探索一条适合我国国情，有中国特色的心肺康复发展之路。

第三节　心肺康复医学的主要内容

一、理论课主要教学内容

心肺功能是人体新陈代谢的基础，人体运动耐力的基础。评价心肺功能最主要的是评价心肺运动功能。心肺康复是慢性病管理的一种方式。心肺康复医学学科的内容包含四方面内容：康复评定；心肺储备功能指导下的运动训练；心脏危险因素管理（血脂、高血压、体重，糖尿病管理和戒烟限酒）；心理咨询与管理。其中运动在心肺康复中占有重要地位。

心肺康复评定、运动训练是心肺康复的重要组成部分，在运动训练之前，通过综合评定了解患者的功能状态，及时发现运动中危及生命的各种危险信号，保证训练的有效性和安全性。心肺康复运动训练的目的包括两个中心效应和两个外周效应。两个中心效应为改善肺功能；提高最大心输出量、心脏每搏量，降低亚极量运动时的心率，改善心功能，降低安静和亚极量运动时的心肌耗氧量。两个外周效应为提高机体能量储备，改善／维持体力，增强运动耐力；提高机体最大耗氧量，改善体力。常见的心肺本身疾病的康复包括慢性阻塞性肺气肿、心力衰竭、冠心病、心脏支架或者搭桥术后、癌症化疗术后的康复，这些是作为心肺康复的重点。

二、康复实操课的特点

心肺康复涉及很多的面对面或者通过治疗师的手直接或者间接接触患者身体的操作和指导。因此，如何通过有效的培训，确保治疗师掌握到所教授的治疗技术，实操课是优选的教学方法。心肺康复实操课，是为治疗师提供关于安全、技术以及临床思维能力的培训，以确保安全有效地支持治疗从业人员掌握所必需的技能。在为如此庞大而多样化的从业人员提供可理解性的实操培训时，必须适当注意诸如读写能力、学习能力和语言水平等障碍。所有治疗师管理团队都认识到缺乏可理解的培训对工作场所安全构成的潜在风险。因此，治疗师相关学会规定，培训中要使用同一种语言，并且要达到参与者容易理解的水平。最佳实践、标准和指南的缺乏可能会导致整个实操培训实施的混乱。最佳的实操培训将基于循证证据和临床思辨，以及现行的临床指南和临床管理策略。安排实操课程需要基于人力资源、设备资源和设施、课程开发、传递、评估、记录六方面考虑。

（一）人力资源配置

人力资源部分主要有两个角色包括实操培训组织负责人和讲师。实操培训组织负责人是指应帮助这次实操培训完成所有内部和外部联络工作并具有能力将所有要求落实的协调者。实操培训组织负责人的角色是具有担当领导，并能确保培训内容安全、健康、有效。实操培训组织负责人需要管理以下培训计划要素：保证有充足的工作人员、设备资源和设施、课程开发、培训材料、评估和记录管理。其主要职责为进行实操培训材料的审查。实操培训组织负责人应确保所有培训课程材料和其他培训辅助材料在初次使用之前和之后都进行分析和审查。这些材料包括课程大纲、讲义、学员手册、教师手册、视听教具、技巧方法、示范操作设备以及其他培训材料。实操培训组织负责人还应制订并维护一个项目评估计划。至少每年，培训经理应修改培训计划以解决被发现的问题（基于课程评估），相关的新标准或法规，或新的培训方法和技术。项目评估应解决评估部分中的关键问题。讲师是指在课堂上提供主题和内容的专家，或在实操培训组织负责人的指导下担当教学设计并具体实施的具有一定临床经验和培训经验的专家。心肺康复的实操讲师应该满足至少 3 年临床经验和 2 年教学经验的复合型专家。其他实操培训人员还包括：

1. 行政助理或分析师

负责编制学生名单，输入学生名单，维护数据库，协助建立教室。

2. 教学设计师

确定学习者的当前状态和需求，制订教学的最终目标，并给予协助。

3. 信息技术（IT）的员工

可能需要信息化支持的实操培训课程，开发网页以支持课程材料，或在课堂环境中提供技术支持。

4. 多媒体/设计专员

擅长内容交流的技术型作家、摄像师或界面设计师。可以制作海报、传单、小册子或设计演示文稿。

（二）设备资源和设施

理想情况下，培训设施应该有足够的资源和设备，在有利于有效学习的环境中进行课堂和活动式实践学习。然而，这是比较理想的情况。在有些情况下，教师不得不在所提供的环境中凑合和适应培训，有时在偏远或非传统地点进行培训将可能面对更大的挑战。例如你可能在一个比预期小的房间里，或者没有电源插座，甚至不能展示任何教具。实操讲师应该预见到这些困难，并尽可能做好准备。

通常在实操人员配比方面，一个实操讲师大约能在同一时段培训25人（或少于25人）的班级规模效果最好，尤其是在情景交互的培训课程中。当班级人数超过30人时，建议提供第2名实操讲师，并将学员分为两组。

实操培训环境和设施应支持小组练习或设备操作训练，因为设备使用是学习活动中最重要的一部分。充足并且合适的培训设施包括以下：

（1）学习期间有充足的空间可以容纳所有学员舒适地坐着；

（2）有充足的房间设置供学员相互交流；

（3）有充足的设备供所有学员和实操讲师使用；

（4）有充足的设备、技术支持、培训和资源来支持培训过程，比如在讲师演示或网络培训来增强学习。

推荐的实操培训空间设置请参考图1-1。

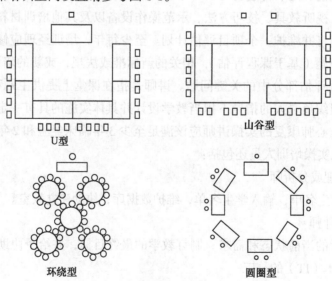

图1-1　推荐的实操培训空间设置

（三）课程开发

根据心肺康复实操培训的国际指南要求，所有心肺康复的实操培训课程开发应遵循一个系统的过程，包括：需求评估、目标设定、内容教授、课程评价。

培训课程应根据公认的心肺康复技术和循证指引来培训开发／教学设计原则制订和更新。当知识传授或达到预期期望以支持特定的学习目标时，培训即是有效的。培训成功的前提是其必须得到适当的发展和实施，同时学员需要理解。理解的障碍有很多，它们各不相同且有时是复杂的。除了语言障碍很常见外，还有一些不那么明显的障碍，如读写能力、学习风格和特殊需求，解决这些障碍培训才有效。

（四）传递

有效传递心肺康复的实操内容并确保学员能够掌握，需要注意以下问题：

（1）假设所有参与者在听说读写、数学方面的水平都不相同，或是对自身水平不自信；

（2）确保你的讲义在视觉上是很吸引人而且内容容易理解；

（3）调整讲话的速度，并提供纸质教材；

（4）不要单单依靠教材，必要时要确保有足够的时间以供讨论；

（5）必要时朗读材料或选取志愿者，不要强迫学员做志愿者；

（6）让他们知道你在休息的时候可以谈论课程或其他的问题；

（7）朗读所有说明，不要单纯依赖书面材料作为解释活动或概念的唯一方法；

（8）包括促进阅读、讨论、整合新信息，与生活经验相关、在翻转图表上记录想法，以及向整个团队汇报；

（9）在小组中，参与者可以根据不同的背景和能力对任务作出贡献；

（10）尽量使用尽可能多的教学技巧，而这些技巧只需要很少或根本不需要阅读；

（11）在课程开始的时候，你会意识到团队中的人可能有阅读和写作技能水平的不同；

（12）建立一个积极的学习环境，知道哪些你可以不求甚解，哪些则是重要的；

（13）参与者需要能够在他们不理解的时候说出自己的想法，并且能够轻松理解不熟悉的术语或概念；

（14）只分发最重要的书面材料，将任何其他材料作为一种选择；

（15）如果可能的话，提供关键部分的音频记录，这样参与者就可以选择收听和阅读；

（16）解释训练过程中出现的任何特殊术语、术语或缩写，把它们写在一个翻转图表上；

（17）如果参与者必须书写出来反映他们的问题，那么请张贴一个关键字的列表，这可以作为写作或拼写困难的人的资源。

（五）评估

课程评价应使用广泛使用的模式，如柯克帕特里克培训评估模型，定期（最好是在每堂培训课之后）对培训进行总结性评估。在总结性评价中应考虑的四个层次包括：① Level 1：反馈；② Level 2：学习；③ Level 3：行为；④ Level 4：成果。

（六）记录

应建立记录保存系统，以控制所有记录和文件，以确保记录如下：①可识别的：日期，当前，准确，易读；②保留性：在培训结束后保留一段时间；③可检索的：有序的，可检索的。

某些心肺康复实操培训要求保存具体记录，以证明完成所需培训。通常做法是让所有参加培训课程的人都参与。一些心肺康复实操标准要求通过书面认证来验证每个参与者都已接受了培训。书面认证必须包含课程名，培训日期和参与者姓名。

心肺康复培训是确保所有治疗师掌握心肺康复治疗技术的重要环节。只有安全有效地实施，才能保证学科不断前进。

参 考 文 献

[1] 陈文元，赖昕，谢韶东. 耐力训练结合肌力训练对慢性阻塞性肺疾病患者运动耐力及生存质量的影响［J］. 中国康复医学杂志，2015，30（2）：152-157.

[2] 陈宣兰，江华，钟一鸣，等. 步行运动训练在冠心病心力衰竭患者中的临床价值［J］. 中国循环杂志，2015（12）：1170-1172.

[3] 胡大一. 中国心脏康复的现状与发展思路［J］. 中国实用内科杂志，2017，37（7）：581-582.

[4] 李海霞. 同源同治——中医理论指导下的心肺康复［J］. 中西医结合心脑血管病杂志，2016，14（16）：1942-1944.

[5] 李佳琪，王春艳，张琴，等. 老年骨折卧床患者心肺康复的循证护理［J］. 基层医学论坛，2016，20（1）：86，128.

[6] 李娟. 美日心脏康复对比思考之中国心脏康复发展启示［J］. 中西医结合心血管病子杂志，2018，6（3）：3-4.

[7] 刘西花，毕鸿雁，林远. 心肺康复治疗对冠心病患者心肺功能及生活质量的影响［J］. 中国康复，2014，29（2）：93-95.

[8] 孟申. 肺康复的研究进展［J］. 中华医学信息导报，2007，22（10）：20.

[9] 王婧，汪欧阳. 对心肺疾病住院患者心肺康复认知状况的调查与分析［J］. 中国社会医学杂志，2018，35（6）：655-657.

[10] 王茂斌. 康复医学的新进展［J］. 新医学，2001，32（9）：522-523.

［11］ 王雁，任爱华，朱利月. 老年人 24 式简化太极拳能量消耗测定［J］. 中国康复医学杂志，2010, 25（8）: 744-746.

［12］ 武亮，董继革，郭琪，等. 中国社区心肺康复治疗技术专家共识［J］. 中国老年保健医学，2018, 16（3）: 41-51, 56.

［13］ 杨丽华，吴站蓉. 实现综合性"现代心肺康复"［J］. 中国医药导报，2014, 11（29）: 165-168.

［14］ 杨敏，刘朝辉，郭克锋，等. 心肺康复训练结合心理干预改善截瘫患者心肺功能和焦虑情绪的效果分析［J］. 国际精神病学杂志，2017, 44（1）: 185-188.

［15］ 于瑞，朱明军，杜廷海，等. 中西医结合心脏康复发展现状和模式探讨［J］. 中西医结合心脑血管病杂志，2018, 16（13）: 1830-1832.

［16］ 余情，胡玲，吴子建. 针灸治疗冠心病的国内研究进展［J］. 中国中医急症，2013, 22（7）: 1183-1186.

［17］ 张丽秀，王檀，仕丽，等. 八段锦"调宗气"对慢性阻塞性肺疾病患者营养状况及心肺康复评定的影响［J］. 长春中医药大学学报，2017, 33（6）: 954-956.

［18］ 张乾坤，韩丽华. 心脏康复的现状与发展［J］. 中医临床研究，2018, 10（26）: 141-143.

［19］ 张抒扬. 从我国心脏康复实践看专业心脏康复的发展方向［J］. 中华心血管病杂志，2016, 44（1）: 3-4.

［20］ 张泽，陈民，吴文胜，等. 基于 Meta 分析的艾灸治疗冠心病心绞痛临床疗效评价［J］. 南京中医药大学学报，2015, 31（2）: 183-186.

［21］ 赵冬琰，武亮，胡菱，等. 当代心肺康复一体化现状与展望［J］. 中国老年保健医学，2018, 16（1）: 13-16.

［22］ 郑则广，胡杰英，刘妮. 呼吸康复治疗研究进展 2017［J］. 中国实用内科杂志，2018, 38（5）: 393-396.

［23］ BERNOCCHI P, VITACCA M, LA ROVERE MT, et al. Home-based telerehabilitation in older patients with chronic obstructive pulmonary disease and heart failure: a randomised controlled trial [J]. Age Ageing, 2018, 47 (1): 82-88.

［24］ BURGEL PR, LAURENDEAU C, RAHERISON C, et al. An attempt at modeling COPD epidemiological trends in France [J]. Respir Res, 2018, 19 (1): 130.

［25］ DONALDSON GC, HURST JR, SMITH CJ, et al. Increased risk of myocardial infarction and stroke following exacerbation of COPD [J]. Chest, 2010, 137 (5): 1091-1097.

［26］ ERIKSSON MK, HAGBERG L, LINDHOLM L, et al. Quality of life and cost-effectiveness of a 3-year trial of lifestyle intervention in primary health care [J]. Archives of internal medicine, 2010, 170 (16): 1470-1479.

［27］ GREMEAUX V, CASILLAS JM. Cardiovascular rehabilitation [J]. Ann Phys Rehabil Med, 2017, 60 (1): 1.

［28］ Health Policy. Report from the 1999 National Conference on Workplace Safety & Health Training; putting the pieces together & planning for the challenges ahead [J]. Health Policy, 2004.

［29］ HUIART L, ERNST P, SUISSA S. Cardiovascular morbidity and mortality in COPD [J]. Chest, 2005, 128 (4): 2640-2646.

［30］ KNOWLES M S, HOLTON E F I, SWANSON R A . The Adult Learner. The Definitive Classic in Adult Education and Human Resource Development. Fifth Edition [M]. Houston, Gulf Publishing Company. 1998.

［31］ MCFARLANE, DONOVAN A. Evaluating Training Programs: The Four Levels [J]. journal for nurses in professional development, 2006, 30 (4): 1083.

［32］ MCMAHON SR, ADES PA, THOMPSON PD. The role of cardiac rehabilitation inpatients with heart disease [J]. Trends Cardiovasc Med, 2017, 27 (6): 420-425.

［33］ MENEZES AM, PEREZ-PADILLA R, JARDIM JR, et al. Chronic obstructive pulmonary disease in five Latin American cities (the PLATINO study): a prevalence study [J]. Lancet, 2005, 366 (9500): 1875-1881.

［34］ NICI L, ZUWALLACK RL. Pulmonary rehabilitation: definition, concept, and history [J]. Clin Chest Med, 2014, 35 (2): 279-282.

［35］ PESAH E, SUPERVIA M, TURK-ADAWI K, et al. A Review of CardiacRehabilitation Delivery Around the World [J]. Prog Cardiovasc Dis, 2017, 60 (2): 267-280.

［36］ TAN WC, BOURBEAU J, AARON SD, et al. Global Initiative for Chronic Obstructive Lung Disease 2017 Classification and Lung Function Decline in Chronic Obstructive Pulmonary Disease [J]. American journal of respiratory and critical care medicine, 2018, 197 (5): 670-673.

［37］ WASHINGTON, DC. Training Requirements in OSHA Standards and Training Guidelines. [M]. Revised. U. S. Government Printing Office. 1998.

［38］ Yu CM, LAU CP, CHAU J, et al. A short course of cardiac rehabilitation program is highly cost effective in improving long-term quality of life in patients with recent myocardial infarction or percutaneous coronary intervention [J]. Archives of physical medicine and rehabilitation, 2004, 85 (12): 1915-1922.

第二章　心肺运动试验

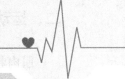

一、概述

（一）什么是心肺运动试验

心肺运动试验（cardiopulmonary exercise testing，CPET）是一种可以使研究者同时观察患者的心血管系统和呼吸系统对同一种运动应激的反应情况的临床试验。因为呼吸道的气体交换与循环相关联，可以同时反应心排量、肺血流以及外周氧气的摄取，所以同时监测呼吸与循环是可行的。心脏联合循环系统与肺部的气体交换（O_2 和 CO_2）及肌肉呼吸等相匹配。在给定负荷的运动中，心血管系统输送氧气情况可以用肺部的气体交换来描述。心肺运动试验中，在监测气体交换的同时，也监测心电图、心率和血压等。这些心血管指标的监测与气体交换的监测相互关联。这种相互关联的关系使得非气体交换的指标的监测更有意义。

（二）外呼吸与细胞呼吸的正常偶联

肺呼吸功能（VO_2 和 VCO_2）与细胞呼吸功能（QO_2 和 QCO_2）通过循环而相互偶联的关系。循环过程以能满足细胞对氧的需求（QO_2）为目的。心排血量随 QO_2 增加而呈比例增加。稳态时，正常个体的氧耗量（QO_2）每增加 1L，肌肉的血流量则需增加约 5～6L。因为血红蛋白浓度为 150g/L 时，每 5L 动脉血大约含 1L 氧。若 VO_2 不能适当地随 QO_2 而增加，比如在一些心血管系统疾病时，经常会在低功率时产生乳酸性酸中毒。通过外呼吸和细胞呼吸配合异常的证据可以检测出限制运动的器官功能异常。整合的心肺运动试验，在试验中可以动态监测呼吸道中的气体交换，可以检测到运动耐力减退的病理生理变化。检测到运动耐力减退的病理生理学变化往往足够做出解剖结构上的诊断。当患者运动耐力减退而临床表现不明显时，我们相信在进行其他有创和昂贵的检测前进行心肺运动试验是一个性价比高的选择。正如欧洲心脏病学会所阐述的"心肺运动试验在科研和临床定位中的全部潜力依然需要进一步深入了解"。

二、运动生理学

肌肉收缩做功时要求心血管以及呼吸系统作出协同的生理反应，以满足机体代谢率增加的需要；只有当连系肌细胞与大气之间换气的各种生理机制交互作用才能满足细胞呼吸（内呼吸）的需要。二者之间协同作用不足则会增加对各系统的应激作用，严重时则可能造成损害或限制做功的症状出现。在细胞与环境之间达到有效的气体交换需要如下的条件：

（1）适宜的细胞内结构、能量底物以及酶浓度；

（2）心脏泵出足够的能够维持能量转换所需的氧合血流；

（3）完善的脉管系统以选择性地分配血流以满足局部组织气体交换的需要；

（4）血流中含有适当浓度的正常血红蛋白；

（5）有效的肺循环，以使局部血流量与通气相匹配；

（6）正常的肺结构以及密闭的胸腔；

（7）通气调节机制足以调节动脉血中的气体张力和 pH。

气体交换过程中匹配的各器官系统所出现的生理反应通常是可预测的，并可以此作为参照系来评价受损的功能。

（一）气体交换动力学

从静息到恒定功率运动起始的静息每分钟通气量（V_E）、VO_2 和 VCO_2 反应可以用 3 个时间相关的期相来表达其特征。

Ⅰ相的特征为在运动开始时气体交换的即刻增加。这个阶段一般持续 15 秒左右，发生原因是运动开始时每搏量和心率的增长导致的肺血流量突然增大。该期先于受运动肌肉细胞代谢影响的血液到达肺部之前。这些血液的组分是由静息状态确定的。

Ⅱ相 VO_2 从运动开始大约 15 秒后持续到第 3 分钟左右。它反映的主要是细胞呼吸增长的时期。如果运动强度低于无氧阈值（AT 值），在健康受试者 VO_2 稳态大约在 3 分钟时出现。如果运动强度超过 AT 值，VO_2 稳定状态的出现延迟，或在机体出现疲劳时也不能形成稳态。

如果运动强度在 AT 以下，Ⅲ相反映 VO_2 的稳态。如果运动强度在 AT 以上，VO_2 增高的速率则与乳酸增高的强度相关联。

（二）氧摄取动力学

稳态时，自肺部摄取的 VO_2 反映了机体细胞的氧耗，在Ⅱ相运动时，VO_2 等于 O_2 耗减去 O_2 债，这些包括静脉血中氧合血红蛋白降低、物理溶解氧、肌肉的氧合肌红蛋白、FRC 水解、无氧糖酵解均降低。除了逐次呼吸噪音之外，肺气体存储量的变化

对 VO_2 动力学的影响相对较小，原因是肺泡气体浓度变化很小，因此在 I 相或 II 相的 FRC 变化对气体交换动力学影响很小。尽管这些变化相对较小，但是有文献描述在肺泡气体浓度和肺容积都变化时，VO_2 和 VCO_2 成量动态平衡会随之改变。

（三）二氧化碳排出量动力学

功率低于 AT 时，VCO_2 的动力学较 VO_2 慢（大约需要 4 分钟或以上才到稳态）。大约在第 30～45 秒时 R 值才降到最低。呼吸交换率（R）降低的时间过程表明，有氧代谢生成的 CO_2 并不完全通过肺排除，而在组织中有所储存。VCO_2 较慢的动力学可用以下几种反应来解释：

（1）磷酸肌酸水解后固定 CO_2 为 HCO_3^-；

（2）静脉血中氧合血红蛋白饱和度降低时，在相同的 $PaCO_2$ 条件下，还原型的血红蛋白可结合更多的 CO_2（Haldane 效应）；

（3）肌肉中 PCO_2 增高时，在同样的 pH 条件下可溶解更多的 CO_2。

运动开始时磷酸肌酸的水解可提供一个高能磷酸（$\sim p$），同时也产生一个碱化反应，使肌肉有氧代谢产生的 CO_2 固定为 HCO_3^-，因此 VCO_2 增高比 VO_2 慢。而 R 值亦在上升之前出现降低（大约在恒量运动开始后 15～45 秒出现）。R 值升高到一恒定值降低之后，反映了肌肉中底物 RQ 的效应。如果出现乳酸酸中毒，则由于在缓冲反应期间 HCO_3^- 解离而形成的额外的 CO_2，VCO_2 升高速度快于 VO_2。这通常发生在恒定功率运动开始大约 40 秒之后。因此，R 值将超过稳态 R 值。

（四）运动时的生理反应

运动做功时产生的大约 28% 的卡路里被转化为有用外功，而其余的大约 72% 以热的形式被释放。缺氧期从氧债供应者（血红蛋白、肌红蛋白、肌酸 -P 以及丙酮酸转化为乳酸）所获得的氧化能随运动功率的不同而不同，作为氧债，它们必须在恢复期偿还。若受试者非常适应某种功率，缺氧以及氧债均相对较低。中等强度运动时，丙酮酸转化为乳酸机制几乎不占或只占氧债的极小部分，相反，极重度运动强度运动时丙酮酸转化为乳酸机制可达总的氧缺乏的 80% 以上。

运动时的气体交换应当从细胞呼吸以及心血管系统和呼吸系统与其偶联的角度进行考虑。不仅细胞呼吸的强度会影响外呼吸，而且运动功率高于机体 AT 的程度也会对运动引起的通气反应产生较大的影响。功率高于 AT 的运动将引起 CO_2 以及 H^+ 升高，它们均可作为通气动力而对运动的通气反应产生较大的影响。而气体交换动力学会出现较大的改变，同时运动的持续时间则缩短。

外围血流分布依赖于运动功率的大小以及体液因子，它们可优化氧流—代谢率的关系。通常，心排血量与氧耗呈线性关系。在局部调控机制的作用下，均一的肌血流量与氧耗比值维持相对低的斜率，大约为 6 : 1（即大约每 6L 血流提供 1L 氧），从而在最大运动强度时使肌肉终末毛细血管的氧分压足以使毛细血管中 85% 的氧被肌肉摄取。

运动期间，每分通气量依据释放到肺的 CO_2（包括能量底物的有氧氧化以及 HCO_3^- 缓冲乳酸时生成的 CO_2 的变化率而改变。此外，H^+ 可刺激颈动脉体，提供进一步的通气驱动。运动时的通气还受生理死腔通气的程度和 $PaCO_2$ 被调定水平的控制。运动期间尽管 VO_2 升高，但 $PaCO_2$ 维持相对恒定。

功率增量运动试验中，利用气体交换动态测量的 VO_2 和 VCO_2 可用来测定 AT 值。此外，在恒量功率运动时逐次呼吸测量的 VO_2 和 VCO_2 也可用来估计运动有无乳酸酸中毒及乳酸升高程度。

运动开始时（Ⅰ相），尤其在直立位运动时，VO_2、VCO_2 以及 V_E 迅速升高，恒量负荷运动 15 秒后，VO_2、VCO_2 以及 V_E 呈指数形式增高（Ⅱ相），并最后达到稳态或渐近线（Ⅲ相）。其动力学受细胞代谢、组织中 O_2 和 CO_2 的储备能力的影响。在Ⅱ相和Ⅲ相，若运动期间无乳酸酸中毒产生，V_E 紧随释放到肺的 CO_2 的变化率而改变，而非实际生成的二氧化碳量或氧耗量。运动期间出现乳酸酸中毒时，V_E 的增加则与 VCO_2 升高不成比例。逐次呼吸测量的气体交换可有助了解呼吸调控机制以及细胞呼吸状态。

三、心肺运动试验的实施

（一）实验室总体环境

正确的运动试验数据分析基于精确的资料收集和正确的定标。运动试验可以只用很少或不用设备来完成，一段路程、一段楼梯或一条门廊就可以提供重复性好而且有效的运动负荷。分析症状和体格检查后，收集到的信息可能包括心率、呼吸频率和血压，以此得出运动结论。但是，一个配备良好的实验室，包括气体交换测量，血压和心电图监测，可以提供更全面的数据。患者可以在一个相对固定，且其负荷可控制、可重复的功率测试设备上连续进行测量，同时可以采集血液标本。

实验室应配有空调，并能调节到适当的温度和湿度。实验室应该使患者感到舒适，而且不能使患者被管道、线路或贴有散乱纸张的公告牌所干扰。如果要抽血，注射器应该放在适当的地方以方便拿取。进入实验室的人数要加以限制，只允许操作试验和保证患者安全的必需人员进入。最后，额外的声音应该被控制到最低。柔和的背景音乐有助于抵制噪音，但不能干扰检查者和技师之间的谈话。总之，要使患者获得最大的信心并完成测定，一个既令人愉快而又具专业水准的环境是必需的。

（二）气体分析仪

进行气体交换测量时，很多装置可以测定呼出气的 O_2 浓度和 CO_2 浓度。质谱仪利用电子束将气体样本转变为带正电的离子。因此，在接近真空的状态下，这些离子被电场加速后受磁场支配。离子在磁场内的方向取决于其质量/电荷比值。探测仪的输出电压与单位时间碰撞收集器的离子数目成正比，可测出不同的离子所代表的不同的气体。因为总电压取决于各个探测仪的分电压总和，任何一种气体如果没有相应的探测仪就不能影响总电压。就呼吸质谱仪而言，O_2、CO_2 和 N_2 探测仪经常被应用；一般没有水蒸气、氩气或其他空气中含量微小的惰性气体的探测仪。因此，无论原始气体样本中是否含水蒸气，质谱仪测定的 O_2、CO_2 和 N_2 浓度与干燥气体相关。

（三）功率自行车

功率自行车可精确计算功率。腿部功率自行车运动可坐着或躺着进行。患者取直立坐位时，座位高度应该调整。患者坐着时，脚踩在踏板上转到最低点时，脚处于将近完全伸直状态。在受试者的记录单中记录座位高度是非常有用的，以便将来试验时采用同一高度。告诉受试者应该穿适用于该种脚踏的运动鞋。是否应用脚踏板需要视情况而定。由于受试者需要相对恒定的速率功率自行车，所以需用节拍器或速度计协助患者运动。

有两种功率自行车的使用比较普遍。机械制动装置使用可调式制动器可以调节摩擦带与飞轮的接触，所获功率与功率自行车频率或飞轮转速成正比。需要受试者在一个很窄的功率自行车速度范围内运动才能获得一个特定的功率。电磁制动功率自行车采用一种可变电磁场对随飞轮速度而变的功率自行车产生阻力，改变功率自行车阻力从而维持设定功率，而不受功率自行车速度影响。因此，当设定功率后，功率自行车速度范围很宽。

（四）脉氧计

脉氧计通过吸收光线的脉冲式改变来测定血氧饱和度。自 20 世纪 70 年代末，脉氧计的原理已被广泛应用。这种技术通过联合分光光度测定法和脉搏体积描记法来测定动脉血氧饱和度。这些装置包含由光发射二极管释放的两种波长的光线，一种为红色，另一种为红外线光谱，还有一个探针用来测量从耳垂、指尖或前额通过或反馈的光度。假设所有的脉搏改变都归因于动脉血的影响，那么，对这两种波长的光线的不同吸收程度可为确定氧合血红蛋白与总血红蛋白的比值。理论上，脉氧计不受皮肤色素、耳垂和指尖厚度的影响。

（五）质控、校准和维护

流量计的校准对于保证该装置在测试状态下测定的精准性和可重复性是非常必要的。1～4L 的大容量流量筒通常被用于定标流量装置，它可以非常慢和非常快的速度传输已知容量的吸入气和呼出气。如果流量数据进一步经模拟或数字法处理，其结果视这些仪器的反应特点和计算方法而定。流量和容量的精确性也可以用定标后的泵定标仪来测定。

气体分析仪必须在所需值范围内测定其精确性和线性。这可以通过分析已知浓度的 O_2 和 CO_2 来进行。另一方面，O_2 和 CO_2 气体浓度可从气体供应商处得到可靠的数据。这类浓度高度准确的气体是非常昂贵的，这种气瓶可以被保存数年，仅用这种气体定期校准日常所使用的气体。若该瓶气体长期未用，最好滚动一下气瓶以免气体分层。

如果分析仪是非线性的，可通过观察分析仪在几种不同气体浓度下的输出结果来建立校准曲线。分析仪需预热足够的时间以免发生电漂移。如果分析仪线性关系已经建立，可作两点法定标。室内空气通常作为一个定标点，假定 O_2 浓度为 20.93%，CO_2 浓度为 0.04%。另一种定标气体大约含 15%O_2、5%CO_2 和平衡气体 N_2（浓度实际值已知），这种气体用作第二定标点，因为这些浓度接近预期呼出气体浓度。

踏车的定标在实验室最初的设置和其后的定期工作中都是非常必要的。应该遵照生产商的说明书和定标程序。市面上可得到的或可产生已知数量功率的特制装置，都可以达到定标和校准标准。其他的用于踏车定标和校准的方法皆已被制定。

（六）运动试验的准备与实施

临床运动试验的目的：①最大的准确性；②给患者带来最小的压力；③用最短的时间，最大限度的研究患者运动受限的病理生理机制。理想的测试能同时评估肌肉、心脏、肺脏、周围循环及肺循环满足运动时气体交换需求的能力。该测试应该能让研究者将这些系统的异常与用力不足、肥胖、焦虑及不适区分开来。

对心血管疾病或呼吸疾病引起的运动受限的鉴别诊断，需做相对完整的气体交换测试。运动时大量肌群参与，充分激活内呼吸和心血管、呼吸系统，因此，无论是功率自行车或平板试验都应该调动大量的肌群参与运动。选择运动试验方案应基于实验目的。

1. 申请试验并通知患者

做运动试验时，我们使用预先印好的申请单。申请单上，申请医师提供给我们以下信息：

（1）患者的姓名、地址和电话号码；

（2）患者的体重、身高、性别和年龄；

（3）初步诊断和测试原因；

（4）申请试验种类和特殊需要。

理想的情况下，应预先与申请医师讨论以明确试验类型和原因。另外，讨论有助于决定功率自行车或平板是否为优先选择，是否需要行动脉插管，运动时是否需要吸氧。同时可以讨论患者所服药物、以前的检查结果、特殊需要或限制和其他的细节。其他重要的信息包括患者运动时的特殊主诉、运动潜在的风险及禁忌证。

当运动试验的时间确定后，应告知患者穿舒适的衣服、低跟或运动鞋，遵守常规的医院制度，在到达前2小时或更长时间进食清淡食物，禁烟和咖啡至少2小时。向患者简要介绍运动试验，并告知其运动所需时间和我们的期望。

2. 执行运动试验

1）功率递增幅度的选择：功率递增幅度的选择应在对患者的病史（尤其是其日常的运动量和运动强度）、体格检查（尤其是肥胖和心肺疾病）和肺功能状况（尤其是FEV_1和MVV）综合考虑后再做决定。如果我们希望患者有接近正常的功率输出，通过患者的体重来估计无负荷时的VO_2，再通过患者的年龄和身高估计峰值VO_2，然后计算10分钟内达到预计的峰值VO_2所需的功率递增幅度。我们用于估计恰当的功率自行车增加幅度的步骤如下：

（1）无负荷VO_2（mL/min）$=150+$［$6\times$体重（kg）］；

（2）峰值VO_2（mL/min）$=$［身高（cm）－年龄（y）］$\times 20$（锻炼较少的男性）或$\times 14$（锻炼较少的女性）；

（3）每分钟递增功率（W）$=$［峰值VO_2（mL/min）－无负荷VO_2（mL/min）］$/100$。

2）静息状态下的测试：患者取仰卧位做12导联心电图。如果放置了动脉导管，则在患者通过口件呼吸前，取卧位和坐位采集血样，以确定口件对呼吸模式和血气的影响。患者上功率自行车后带上鼻夹，检查有无漏气，再含口件。

根据整个呼吸的呼吸均数，每10s、15s或30s记录逐次呼吸的心率（HR）、呼吸频率（f）、V_E、VO_2、VCO_2、R、$P_{ET}O_2$和氧脉搏（VO_2/HR）。收集资料的同时可在屏幕上浏览HR、V_E、VO_2和VCO_2。另外，逐次呼吸数据的逐秒内推法可用于计算平均值。试验结束后，将测定和计算所得变量绘成图表，如果留置了动脉导管，则可持续记录动脉血压。静息时采动脉血测血气、pH、乳酸、氧合参数和血红蛋白。若没有留置动脉导管，则用袖带式血压计测血压，记录氧脉计的数值。

3）递增运动：当持续增加功率（斜坡式）或每分钟增加一定负荷量至患者症状限制或检查人员不能保持继续运动的整个期间，都应持续进行检测。递增速度根据患者的预计值来确定。检查期间，通常每隔2分钟做动脉血气分析、pH值测定。技师和医师应协同观察患者的面部表情、检查血压和ECG的异常改变及是否存在心律失常，检查口鼻有无漏气，观察患者窘迫征象。应该对该测定的理想特征做出评论，同时鼓励患者尽其最大努力，但当患者认为其必须停止时，则要及时终止试验。如果患者表情痛苦，或收缩压或平均血压下降大于10mmHg，或出现明显的心律失常，或ST段压低3mm或更多，则需去掉功率自行车阻力。如果患者不能维持功率自行车速度40rpm以上也应终止运动。如果实际允许，则在运动的最后30秒采集动脉血样。

4）恢复：我们嘱患者在恢复期继续通过口件呼吸至少2分钟。在紧接着的运动后期，嘱患者继续做无负荷缓慢功率自行车，以免剧烈运动突然终止时，血压骤降和轻微头疼，也可能发生心律失常。如果可以采集动脉血，在恢复期2分钟时完成最后一次采样。

四、心肺运动试验正常值

（一）峰值氧摄取量

峰值预计值 VO_2（均数和 95% 可信水平）的选择是一个复杂的问题，尤其是当特定临床人群的地理区域、躯体大小和活动水平与参考人群的特征有差别时。正常人运动中的峰值 VO_2 随年龄、性别、躯体大小、无脂体重、日常活动水平和运动种类的不同而不同。当把个体的峰值 VO_2 与预计的峰值 VO_2 进行比较时，必须应用相同运动模式下所产生的预计值公式。当产生预计值公式的人群中包含有大量与受试患者特征相似的个体时，该预计值公式更可取。

（二）峰值心率和心率储备

所有研究证实，运动可达最大或峰值心率（HR）随年龄增长而下降。在男性和女性之间或不同运动类型之间（例如：腿部踏车、上台阶、倾斜平板、步行或跑步）存在差异。

两个最常用的成人峰值 HR 预计公式如下：220－（年龄）和 210－0.65× 年龄（岁）。实验室得到的数据与前一个公式的吻合稍好。每个公式的标准差为 10 次 / 分钟。

（三）摄氧量与心率的关系：氧脉搏

对一个设定的个体，运动期间 VO_2 和 HR 关系是一致的。VO_2 和 HR 的比值是氧脉搏，其值取决于心输出量和动静脉血 O_2 含量差。动静脉 O_2 差取决于血红蛋白的利用率、肺中的动脉血氧饱和度和外周摄氧能力。

（四）无氧阈

无氧阈值（AT）用摄氧量的单位表示。对于正常受试者，血乳酸水平开始升高时所对应的 VO_2 称为 AT，而其能很好的通过无创的 V-slope 的方法进行测定。实际测量中，AT 略高于乳酸酸中毒阈值，许多研究中 AT 的最低值是峰值 VO_2 预计值的 40%，约为中等步速步行的耗氧量。AT 的预计值与峰值 VO_2 预计值的比值随着年龄的增长而升高，在大多数老年人中接近峰值 VO_2。

（五）呼气末二氧化碳

通常，在中等强度运动中，$P_{ET}CO_2$ 值从静息水平上升数毫米汞柱，峰值出现在无氧阈（AT）与通气补偿点（VCP）之间，而后在向峰值运动过程中逐渐降低，这是通气代偿乳酸酸中毒的反应。患有严重通气受限的患者不能通过增加通气来对酸血症进行适当的调节，因此，在超过 AT 的运动中，其肺泡、动脉血和潮气末二氧化碳分压是稳定的或是增高的。

（六）气体交换关系为 V_E/VCO_2 和 V_E/VO_2

因为通气与 CO_2 排出量的关系比它与 O_2 摄取量的关系更密切，所以通气效率最好的定义为每排出 $1LCO_2$ 与所需的通气量之间的关系。数学上可以将这种关系表示为比值或斜率，影响因素包括：通气死腔 / 潮气量比值（V_D/V_T）、$PaCO_2$ 等，因而可以将压力值在 STPD 和 BTPS 条件下进行校正，并将浓度值转换为压力值：$V_E/VCO_2=k/[PaCO_2\times(1-V_D/V_T)]$。

五、心肺运动试验的临床应用

（一）运动时继发于心肌缺血的心肌运动障碍

正常的心肌收缩有赖于窦房结起搏点释放的生物电去极化作用引起的全部心脏肌肉的肌纤维同步收缩。心脏每次搏动时，主要在收缩期消耗 ATP，而在舒张期，心肌被含氧的血液灌注时会生成 ATP。正常的 ATP 再生必须有足够的氧供。由于心率增快时舒张期缩短，那么给心肌补给氧气的时间就更少了。因此，当心脏的某些区域出现随心肌氧需增加而相应供氧的能力受损时，运动试验则能够诱发心肌缺血。氧需则是由运动期间心脏的做功增加所决定的，其与压力 - 脉搏的乘积成比例。

心肌不同步收缩导致每搏输出量的减少及随着心率的增加而 VO_2 不能相应的增加。随着功率增加 VO_2 增加减慢或不能增加提示心输出量不能相应增加。当功率继续增加，而 VO_2 达到平台时，心输出量已达最大值，但此时心率还在继续上升。则每搏输出量必然减少（体现在氧脉搏的减少和不增），这就是心肌缺血的证据。

随着功率和心率的增加，ECG 出现病理改变，伴或不伴有胸痛，同时 $\Delta VO_2/\Delta WR$ 和氧脉搏出现平台，这些均提示运动期间出现了心肌缺血。若 ECG 改变提示心肌缺血，没有胸痛和心肌运动障碍，则该心肌缺血的诊断可疑。通过测定运动中的气体交换，医师可以证实运动中心肌运动障碍的存在。

（二）舒张功能障碍引起的慢性心衰

收缩功能障碍引起的心衰很容易通过低的射血分数和心脏肥大来诊断。但另一方面，舒张功能障碍引起的心衰在老年患者、心肌缺血患者、接受心脏移植者及肥大性心肌病的患者中并不少见，但由于患者心脏大小和射血分数是正常的，所以很难诊断。因此，如果没有心肺运动试验和（或）超声心动结果提供的线索，心脏病学家多半不会实施对舒张功能不全诊断所必需的关键、客观检查。

另一方面，对于慢性心力衰竭的患者（无论是由收缩或舒张功能障碍引起的），非侵入性的 CPET 可以确定峰值 VO_2 和 AT 的降低，能够反映 O_2 运输的减少；当功能障碍达到中度或重度时，V_E/VCO_2 就会增加（降低的气体交换效率）。运动耐量减少时，V_D/V_T 呈比例增加，但并不引起低氧血症，这些结果反映了通气肺的灌注降低，而不是气道功能障碍。因而，CPET 的气体交换测定尤其适用于继发于收缩或舒张功能障碍的慢性心力衰竭的诊断。

（三）肺血管闭塞性疾病和肺动脉高压（肺血管病变）

大多数运动受限的肺血管疾病（肺血管病变）的患者，在出现肺动脉高压征兆前就会出现劳累性的呼吸困难。一旦出现肺动脉高压的征兆，患者运动时就会调动全身的储备肺血管。此时，患者的临床情况已严重恶化，在疾病的早期用肺血管扩张剂或抗炎治疗等干预措施的机会也就丧失了。

除了运动气体交换和可能的通气灌注扫描，还没有一种非侵入性的方法能够在肺血管病变的早期诊断疾病（如患者有症状但还没有发展为肺动脉高压）。这是因为在疾病早期患者的症状仅在运动时出现，而静息状态下不出现。这些患者的肺血流在静息时是足够的，但很难匹配运动期间的血流增加。

在递增功率的运动中，肺血管疾病患者的 VO_2 通常不能以正常的 $10mL/(min \cdot w)$ 的斜率持续增加。相反，VO_2 增加的速率会逐渐减小直至运动的不耐受点（通常是由于呼吸困难和（或）疲乏）。肺血管疾病的患者 V_E/VCO_2 有显著地特征性升高。

峰值 VO_2、AT、V_E-VCO_2 关系和 AT 点的 $P_{ET}CO_2$ 可以很好地量化病变的严重程度，而且很可能成为肺血管病变者采取积极药物治疗和肺移植的最好指导指标。V_E/VCO_2 的斜率正常人约为 25，但在肺血管病变患者会高很多。这种增加是因为 V_D/V_T 的增加和运动中低氧血症的进展。

（四）运动期间出现的右向左分流

大约 25% 的人群患有潜在的卵圆孔未闭，但这个现象并不重要，除非当右心房的压力超过左心房的压力。然而，当患者患有原发性肺血管疾病（如原发性肺动脉高压）或继发于肺或结缔组织疾病的肺血管病时，这种情况可能会在其运动时发生，即右房压力上升至足以打开未闭的卵圆孔。因此，这些患者运动期间可能出现右向左分流，而静息时没有。

当右心房压力超过左心房时，潜在未闭的卵圆孔允许静脉血流从右房流入左房。这会导致体循环 PaO_2 急剧下降，同时进入动脉循环的 CO_2 和 H^+ 负荷增加，刺激动脉内的通气化学受体。在静息状态下，正常或接近正常的动脉血氧饱和度时，这种现象都可以发生。在运动试验时吸入纯氧，采集动脉血样可以确诊运动中右向左的解剖分流。

运动中出现右向左分流的诊断可以从运动初始时气体交换的特征变化中有所察觉。这些变化包括：运动初始时 $P_{ET}CO_2$ 急速降低和 $P_{ET}O_2$ 升高，同时伴有 R、V_E/VO_2 和 V_E/VCO_2 的陡然升高，反映了为代偿通过卵圆孔的血流量，肺过度通气。运动初期动脉血氧饱和度的下降通常可以用脉氧计检测得到。运动时分流状态可以随时追踪，如果没能采集到动脉血标本用于测定血气，可通过重复进行 CPET 获得。

六、心肺运动试验与整体论的有机融合

心肺运动试验（cardiopulmonary exercise test，CPET）是一种无创伤、客观、定量、精准、连续、可重复多次的人体整体功能一体化检测方法。在以个体呼吸循环和代谢等系统为主轴、在神经体液调控及其他所有系统配合之下完成的一个氧气代谢为核心的整体整合生理学指导下，从人体整体的角度出发，正确解读和应用 CPET 结果，在临床医学，尤其是心血管病学领域具有极其重要的价值和应用前景，具体在早期诊断冠心病、心肌缺血、肺动脉高压，麻醉手术风险性评估，心脏移植选择标准，评估人体整体功能状态、评估临床治疗效果，制订个体化的心脏康复处方，整体方案有效治疗慢性病等方面意义独特。CPET 在运动康复中值得广大临床医疗工作者肯定，不仅可用于客观定量精准评估病情及对心衰程度定量分级，还应用于个体化运动康复处方的制订。依靠心率来制定运动方案受药物等影响相对比较大，比如 β 受体阻滞剂，所以目标心率法为标准制定的运动康复处方有一定的局限性。除了靠心率制订方案，还有 AT 值法，有研究认为 AT 值标准的运动康复处方更加安全有效。通过持续、安全、有效的运动康复训练以达到改善心肺功能的目的。Belardinelli 等进行的一项随机对照研究发现，60% 峰值摄氧量的运动强度、持续 12 个月的心脏运动康复显著改善 CHF 患者的峰值摄氧量和生活质量。张振英等发现高负荷运动强度心脏运动康复治疗能更有效改善患者心肺功能，且安全性较好。针对不同的病理生理反应的左右心衰，心肺运动试验过程中左右心衰的气体交换反应出不同的病理生理表现。张雪梅等发现严重心力衰竭患者常见运动、热身和睡眠时波浪式呼吸（Pattern of Exercise Induced Oscillitaroy Breathing，EIOB）。在整体论指导下，认为其发生机制主要是左心室的"混合室效应"和外周与中枢化学感受器的"时相错位效应"，由于其发生机制解释是因为心脏功能低下，所以应该称之为心脏源性运动呼吸异常 - 波浪式呼吸，使用机械死腔较小的咬口器，测量结果更为准确。CPET 的具体指标摄氧量、二氧化碳排出量、潮气量、分钟通气量、呼吸交换率、呼吸频率、PETO_2、氧气通气有效性和二氧化碳气有效性、心率、潮气末氧分压和潮气末二氧化碳分压等表现出波浪式信号，提示左心源性功能衰竭造成的呼吸调控失衡表现。孙兴国等发现 CPET 过程中气体交换的指标表现为呼吸交换率、肺通气 / 二氧化碳排出量比值、肺通气 / 氧耗量比值和呼气末氧分压等

指标显示骤升，呼气末二氧化碳分压突然降低，部分伴有脉搏氧饱和度的降低时，提示可能为卵圆孔突然开放，心内右向左分流，呈右心源性功能衰竭的病理生理表现，常提示为肺动脉高压、肺栓塞等疾病所致的右心衰竭。

　　个体化精准运动为核心整体方案和连续动态无创伤人体功能监测进行慢病有效诊疗和健康有效管理。在"整体整合生理学医学"新理论体系的指导下，在心肺运动客观定量精准评估患者整体功能状态后，制订个体化精准适度强度运动为核心的整体方案，其核心之个体化精准适度强度运动主要为心肺运动试验数据根据整体论客观定量解读后指导安全有效的精准运动的强度；在连续血压、血糖、血脂等功能性监测指导设定每天的运动频次（每几个小时重复运动）并在两种以上辅助运动（肌肉群的抗阻运动、呼吸训练、柔韧性、平衡锻炼、弹力带、太极拳、气功、八段锦、瑜伽等）。整体方案包括从精神心理、睡眠管理、劳逸结合、戒烟限酒、健康营养和饮食、睡眠呼吸管理、睡眠血压管理与药物器械手术等优化管理等内容，首先在比较短的时间（90～100天）内强化管理对血糖、血脂、血压、尿酸、体重等指标异常实现有效的管控，进行药物减量甚至停药仍然维持指标正常，随后依次正确的生活方式回归社区和家庭维持终生，真正实现慢病有效预防和管理，逐步完善规范化操作并推广实施，群防群治全民行动，为健康中国服务。

参 考 文 献

［1］葛万刚，孙兴国，刘艳玲等. 心肺运动试验精准制定个体化适度强度运动康复处方治疗高血压的疗效研究［J］. 中国全科医学，2016，19（35）：4316-4322.

［2］国家心血管病中心. 中国心血管病报告2016［M］. 北京：中国大百科全书出版社，2016.

［3］孙兴国. 服务于人的生命科学和医学工作者必须坚持整体观［J］. 中国应用生理学杂志，2015，31（4）：289-294.

［4］孙兴国. 心肺运动试验在临床心血管病学中的应用价值和前景［J］. 中华心血管病杂志，2014，42（4）：347-351.

［5］孙兴国. 整体整合生理学医学新理论体系：人体功能一体化自主调控［J］. 中国循环杂志，2013，28（2）：88-92.

［6］孙兴国. 整体整合生理学医学新理论体系概论Ⅰ：呼吸调控新视野［J］. 中国应用生理学杂志，2015，31（4）：295-301.

［7］孙兴国. 整体整合生理学医学新理论体系概论Ⅱ：循环调控新视野［J］. 中国应用生理学杂志，2015，31（4）：302-307.

［8］孙兴国. 整体整合生理学医学新理论体系概论Ⅲ：呼吸循环代谢一体化调控环路中神经体液作用模式［J］. 中国应用生理学杂志，2015，31（4）：308-315.

［9］张振英，孙兴国，席家宁等. 心肺运动试验制定运动强度对慢性心力衰竭患者心脏运动康复治疗效果影响的临床研究［J］. 中国全科医学，2016，19（35）：4302-4309.

[10] BEAVER WL, LAMARRA N, WASSERMAN K. Breath-by-breath measurement of true alveolar gas exchange [J]. J Appl Physiol, 1981 (51): 1662-1675.

[11] BEAVER WL, WASSERMAN K, WHIPP BJ. A new method for detecting the anaerobic threshold by gas exchange [J]. J Appl Physiol, 1986 (60): 2020-2027.

[12] CHUANG ML, TING H, OTSUKA T, et al. Aerobically generated CO_2 stored during early exercise [J]. J Appl Physiol, 1999, 87 (3): 1048-1058.

[13] CLARK JH, GREENLEAF JE. Electronic bicycle ergometer; a simple calibration procedure [J]. J Appl Physiol, 1971 (30): 440-442.

[14] CLARK JS, VOTTERRI B, ARRIAGNO RL, et al. noninvasive assessment of blood gases [J]. Am Rev Respir Dis, 1992 (145): 220-232.

[15] DAVIS JA, STORE TW, CAIOZZO VJ. Prediction of normal values for lactate threshold estimated by gas exchange in men and women [J]. J Appl Cardiol, 1997 (76): 157-164.

[16] GABEL RA. Calibration of nonlinear gas analyzers using expotential washout and polymonial curve fitting [J]. J Appl Physiol, 1973 (34): 400-401.

[17] GIEZENDANNER D, Di PRAMERO PE, CERRETELLI P. A programmable electrically braked ergometer [J]. J Appl Physiol, 1983 (55): 578-582.

[18] HANSEN JE, SUE DY, WASSERMAN K. Predicted values for clinical exercise testing [J]. Am Rev Respir Dis, 1984, 129 (2): S49-S55.

[19] JACKSON AC, VINGAR A. A technique for measuring frequency response of preassure, volume, and flow transducers [J]. J Appl Physiolm 1979 (47): 462-467.

[20] JONES NL, MAKRIDES L, HITCHCOCK C, et al. Normal standards for an incremental progressive cycle ergometer test [J]. Am Respir Dis, 1985 (131): 700-708.

[21] KITZMAN DW. Diastolic dysfunction. One piece of the heart faiure with normal ejection fraction puzzle [J]. Circulation, 2008 (117): 2044-2046.

[22] PIIPER J. Lactate [M]. Springer-Verlag: 1980.

[23] ROSTON WL, WHIPP BJ, DAVIS JA, et al, Oxygen uptake kinetics and lactate concentration during exercise in man [J]. Am Rev Respir Dis, 1987 (135): 1080-1084.

[24] ROUSSEL M, MATTEI JP, Le FUR Y, et al. Metabolic determinants of the onset of acidosis in exercising human muscle; a 31P-MRS study [J]. J Appl Physiol, 2003 (94): 1145-1152.

[25] RUSSELL JC, DALE JD. Dynamic torquemeter calibration of bicycle ergometers [J]. J Appl Physiol, 1986 (61): 1217-1220.

[26] SCHAEFFER JP. Morris' Human Anatomy [M]. New York: The Blakiston Company, 1953.

[27] SUN XG. Gas exchange detection of exercise-induced right-to-left shunt in patients with primary pulmonary hypertension [J]. Circulation, 2002, 105 (1): 54-60.

[28] SUN XG, HANSEN JE, OUDIZ RJ, et al. Gas exchange detection of exercise-induced right-to-left shunt in patients with primary pulmonary hypertension [J]. Circulation, 2002, 105 (1): 54-60.

[29] SUNXG, HANSEN JE, OUDIZ RJ, et al. Gas exchange detection of exercise-induced right-to-left shunt in patients with primary pulmonary hypertension [J]. Circulation, 2002, 105 (1): 54-60.

[30] SUNX-G, HANSEN JE, OUDIZ RJ, et al. Exercise pathophysiology in patients with primary pulmonary hypertension [J]. Circulation, 2001 (104): 429-435.

[31] SUNXG, HANSENJE, OUDIZRJ, etal. Exercise pathophysiology in patients with primary pulmonary hypertension [J]. Circulation, 2001, 104 (4): 429-435.

[32] VAN PRAAGH E, BEDU M, Roddier P, et al. A Simple calibration method for mechanically braked cycle ergometers [J]. Int J Sports Med, 1992 (13): 27-30.

[33] WASSERMAN K, MCILLROY MB. Detecting the threshold of anaerobic metabolism in cardiac patients [J]. Am J Cardiol, 1964 (14): 844-852.

[34] WASSERMAN K. Preoperative evaluation of cardiovascular exercise training on clinical decision making [J]. Chest, 1993 (104): 663-664.

[35] WASSERMAN K. The anaerobic threshold measurement to evaluate exercise performance [J]. Am Rev Resspir Dis, 1984, 129 (2): S35-S40.

[36] Wasserman, Karlman. Exercise gas exchange in heart disease [M]. Futura Pub. Co. 1995.

[37] WHIPP BJ, DAVIS JA, TORRES F, et al. A test to determine parameters of aerobic function during exercise [J]. J Appl Physiol, 1981 (50): 217-221.

[38] WHIPP BJ, WASSERMAN K. Oxygen uptake kinetics for various intensities of constant load work [J]. J Appl Physiol, 1972 (33): 351-356.

[39] WSSERMAN K, VANKESSEL A, BURRTON GB. Interaction of physiological mechanisms during exercise [J]. J Appl Physiol, 1967 (22): 71-85.

[40] ZHANG YY, WASSERMAN K, SIETSEMA KE, et al, Changes in acid-base status of marathon runners during incremental field test [J]. Eur J Appl Physiol, 1993 (67): 71-76.

第三章　心肺评定量表

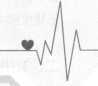

一、心功能分级

心功能分级 1928 年由纽约心脏病协会（NYHA）提出，几经更新，逐步完善，临床上沿用至今。该分级适用于单纯左心衰竭、收缩性心力衰竭患者。

Ⅰ级　患者有心脏病，但体力活动不受限制。一般体力活动不引起过度疲劳、心悸、气喘或心绞痛。

Ⅱ级　患者有心脏病，以致体力活动轻度受限制。休息时无症状，一般体力活动引起过度疲劳、心悸、气喘或心绞痛。

Ⅲ级　患者有心脏病，以致体力活动明显受限制。休息时无症状，但小于一般体力活动即可引起过度疲劳、心悸、气喘或心绞痛。

Ⅳ级　患者有心脏病，休息时也有心功能不全或心绞痛症状，进行任何体力活动均使不适增加。

为了对心功能分级进行补充，根据客观检查结果（如心电图、运动负荷试验、X线、心脏超声、放射学显像等）对心功能不全患者心功能进行第二类分级，2002 年美国心脏病学会（ACC）及美国心脏协会（AHA）将此分级做了更新。

A 级　心力衰竭高危患者，但未发展到心脏结构改变，也无症状。

B 级　已发展到心脏结构改变，但尚未引起症状。

C 级　过去或现在有心力衰竭症状并伴有心脏结构损害。

D 级　终末期心力衰竭，需要特殊的治疗措施。

治疗分级

A 级　患者患有心脏病但体力活动不受限。

B 级　患者患有心脏病且一般体力活动不受限。

C 级　患者患有心脏病且一般体力活动轻微受限，但不能进行用力地活动。

D 级　患有心脏病且一般体力活动严格受限。

E 级　患有心脏病且需要完全休息，仅限于坐在椅子上或卧床。

这种方案的优点在于简便易行，为此，几十年来仍为临床医生所习用。但其缺点在于仅凭患者主观陈述，有时症状和与客观检查有很大的差距，同时患者个体之间的差异也较大。

二、Killip 心功能分级

急性心肌梗死引起的心功能不全采用 1967 年 Killip 等提出的分级法。

Ⅰ级　无心力衰竭，没有心功能不全的临床表现。

Ⅱ级　有心力衰竭，肺部啰音范围<50% 肺野，出现第三心音，静脉压升高。

Ⅲ级　严重心力衰竭，肺部啰音范围>50% 肺野。

Ⅳ级　心源性休克，低血压、外周血管收缩的表现，如少尿、发绀和出汗。

三、Forrest 心功能分级

1977 年 Forrest 等提出了血流动力学的心功能分级，适用于应用心导管的急性心肌梗死患者。

Ⅰ级　心脏指数>2.2L/（min·m²），肺毛细血管楔压≤18mmHg。

Ⅱ级　心脏指数>2.2L/（min·m²），肺毛细血管楔压>18mmHg。

Ⅲ级　心脏指数≤2.2L/（min·m²），肺毛细血管楔压≤18mmHg。

Ⅳ级　心脏指数≤2.2L/（min·m²），肺毛细血管楔压>18mmHg。

2003 年国外学者根据末梢循环灌注及肺淤血情况对心功能不全患者进行临床心功能分级，分为Ⅰ级（皮肤干、温暖），Ⅱ级（皮肤湿、温暖），Ⅲ级（皮肤干冷）和Ⅳ级（皮肤湿冷），此类分级是由 Forrest 心功能分级演变而来。

四、Weber 心功能分级

Weber KT 等于 20 世纪 80 年代年提出了按照峰值摄氧量以及无氧阈水平进行心功能分级的新方法，评价结果较为客观，更有助于判定患者的病情和预后，对于生存期的预测更精确。

A 级　无或轻度心功能损害，最大耗氧量>20mL/（kg·min），无氧阈>14mL/（kg·min），心脏指数峰值>8mL/（min·m²）。

B 级　轻度至中度心功能损害，最大耗氧量 16～20mL/（kg·min），无氧阈 11～14mL/（kg·min），心脏指数峰值 6～8mL/（min·m²）。

C 级　中度及重度心功能损害，最大耗氧量 10～15mL/（kg·min），无氧阈 8～10mL/（kg·min），心脏指数峰值 4～5mL/（min·m²）。

D 级　重度心功能损害，最大耗氧量<10mL/（kg·min），无氧阈<8mL/（kg·min），

心脏指数峰值$<4mL/(min \cdot m^2)$。

五、6分钟步行心功能分级

6分钟步行试验（6-Minute Walk Test，6MWT）是让患者采用徒步运动方式，测试其在6分钟内以能承受的最快速度行走的距离，用来评价心力衰竭患者功能状态和心力衰竭严重性的一种测试方法。此方法简单，不需特殊设备，容易被患者接受，适合于年老、虚弱以及功能严重受限的慢性心力衰竭、肺动脉高压的患者，比经典的、更剧烈的运动试验能更好地反映患者的日常活动量。

美国较早进行这项试验的专家将患者6分钟步行的距离（6-Minute Walk Distance，6MWD）划为4个等级，级别越低心肺功能越差。1级：$<300m$，2级：$300\sim374.9m$，3级：$375\sim449.5m$，4级：$>450m$。因年龄、身高、体重和性别等均能影响6MWD的结果，故目前多推荐使用6分钟步行距离绝对值变化比较。

评测运动能力的试验均需操作者有很好的技术，且执行严格的操作规范。6MWD的客观影响因素很多。试验过程本身导致的差异应该尽量控制，要采用指南的标准做法和质量控制。

（一）6MWD适应证

主要适用于测量中、重度心脏或肺疾病患者对医疗干预的反应，也可用于患者功能状态以及预测发病率和死亡率。其用于心血管疾病方面的适应证如下：

（1）心力衰竭和肺动脉高压患者治疗前后比较；

（2）心力衰竭和心血管病患者功能状态评价；

（3）心力衰竭和肺动脉高压患者心血管事件发生和死亡风险的预测。

（二）6MWD禁忌证

绝对禁忌证：近1个月出现过不稳定性心绞痛或心肌梗死。

相对禁忌证：静息心率>120bpm，收缩压>180mmHg，和（或）舒张压>100mmHg，测试过程中下列情况应终止测试：

（1）胸痛；

（2）难以忍受的呼吸困难；

（3）下肢痉挛；

（4）步履蹒跚；

（5）虚汗；

（6）面色苍白；

（7）患者无法耐受。

（三）6MWD 缩短的因素

身材矮小、高龄、体重大、女性、认知障碍、呼吸疾病、心血管疾病、肌肉骨骼疾病以及测试走廊过短等。6MWD 延长的因素有身材高大、男性、强刺激、曾进行过试验、试验前服药、吸氧。

（四）试验环境

没有交通障碍的连续跑道，最小直线长度以 25m 为限，标准是 30m。有距离标记，两端掉转方向的标志。

（五）6MWD 测试所需设备器材

倒数计时器或秒表，机械圈计数器，检测设备（HR，BP，SPO_2），氧气，急救药物及除颤器，供患者休息的椅子，Borg Scale（自我感觉气促/劳累评分表）。试验人员必须掌握基本甚至高级的心肺复苏技术。

（六）6MWD 试验准备和解释说明

（1）穿着舒适，穿适于行走的鞋；
（2）携带其日常步行辅助工具，如手杖；
（3）患者应继续应用自身常规服用药物；
（4）在清晨或午后，检测前可少许进食；
（5）试验开始前 2 小时内应避免剧烈活动。

（七）6MWD 操作步骤

1. 核实患者信息
患者在试验前 10 分钟到达试验地点，于起点附近位置放置一把椅子，让患者就座休息。核实患者是否具有试验禁忌证，确认患者穿着适宜的衣服和鞋。测量血压、脉搏、血氧饱和度，填写工作表的第一部分。

2. 给患者评分
让患者站立，应用 Borg 评分对其基础状态下的呼吸困难情况做出评分（见 Borg 评分及其使用说明）。

3. 患者指导
（1）这个检查的目的是 6 分钟内尽可能走得远一些，您在这条过道上来回走。6 分钟时间走起来很长，所以您要尽自己的全力，但请不要奔跑或慢跑；
（2）您可能会喘不上气来，或觉得筋疲力尽。您可放慢行走速度，甚至停下来休息。您可在休息时靠在这面墙上，一旦您觉得体力恢复了，就应尽快继续往下走；

（3）您需要绕着这两个圆锥形的路标来回走，绕着这两个路标时您不要犹豫；

（4）您准备好了吗？我会记录您走过几个来回，您每次转身经过这条起点线时，我都记录一次。请您记牢，试验需要您在6分钟内走出尽可能远的距离，是现在开始？还是等您准备好之后咱们再开始？

4．患者的位置

将患者带领至起点处。测试过程中，操作者始终站在起点线附近。不要跟随患者一同行走。当患者开始出发时，开始计时。

（1）患者每次返回到起点时，在工作中标记出折返次数，要让患者看到这些行动；动作可稍微夸张一些，就像短跑冲刺重点线上的裁判按下秒表一样；

（2）1分钟后，对患者（语调平和）："您做的不错。您还要走5分钟。"

（3）剩余4分钟时，对患者说："不错，坚持下去，您还要走4分钟。"

（4）剩余3分钟时，对患者说："你做得很好，您已经走完一半了。"

（5）剩余2分钟时，对患者说："不错，再坚持一会儿，只剩下2分钟了。"

（6）只剩余2分钟时，告诉患者："您做得不错，只剩1分钟了。"

（7）不要用其他言语鼓励患者，避免做出暗示患者加快步行速度的肢体语言。

（8）距测试结束只剩下15秒时，对患者说："过一会儿我会让您停下来，当我喊停时，您就停在原地，我会走到您那儿。"

（9）计时6分钟时，对患者说："停下！"走到患者处。如果患者显得很劳累，推上轮椅。在他们停止的位置做好标记，比如放置一个物体或画上标记；

（10）如果患者在试验过程中停了下来并要求休息，对患者说："如果您愿意，可以靠在这面墙上；当您觉得休息好了就尽快接着往前走。"不要中止计时器计时。如果患者未能走满6分钟就止步不前，并且拒绝继续测试（或操作者认为不宜再继续进行测试），将轮椅推至患者面前让其就座，中止步行，将其步行的距离、中止时间以及未能完成实验的原因记录在工作表上。

5．记录结果

试验结束后，向患者做出的努力表示祝贺，并递给他一杯水。记录患者行走之后的Borg呼吸困难及劳累程度评分，并询问患者："您觉得是什么原因使您不能走更远一些？都有哪些不舒服？"测量SpO_2、脉搏、血压，并记录。记录患者最后一个来回中走过的距离，计算患者走过的总路程，数值四舍五入，以"米（m）"为单位计算，并将计算结果记录在工作表上。

（八）结果判断

正常值的差异大、重叠多、影响因素多，健康人一般可以6分钟步行400～700米，心功能判断见表3-1。

表 3-1　心动能判断

6 分钟步行距离	心功能水平
＜150 米	重度心功能不全
150～425 米	中度心功能不全
426～550 米	轻度心功能不全

六、稳定型心绞痛 CCS 分级　加拿大心血管病学会（Canadian Cardiovascular Society，CCS）

Ⅰ级一般日常活动不引起心绞痛，费力、速度快、长时间的体力活动引起发作。

Ⅱ级日常体力活动稍受限制，在饭后、情绪激动、寒冷时受限制更明显；平地步行 200m 以上或登楼一层以上受限。

Ⅲ级日常体力活动明显受限制，以一般速度在一般条件下平地步行 200m 内或上一层楼即可引起心绞痛发作。

Ⅳ级轻微活动即可引起心绞痛，甚至休息时也可发作。

七、不稳定型心绞痛严重程度 Braunwald 分级

1. 严重程度

Ⅰ级严重的初发心绞痛或恶化型心绞痛。

Ⅱ级亚急性静息型心绞痛（1 个月内发生过，但 48 小时内无发作）。

Ⅲ级急性静息型心绞痛（在 48 小时内有发作）。

2. 临床情况

继发性心绞痛：在冠状动脉狭窄的基础上，存在加剧心肌缺血的冠状动脉以外疾病（如贫血、发热、低血压、心动过速等心外因素）。

原发性心绞痛：无加剧心肌缺血的冠状动脉以外疾病。

心梗后心绞痛：心梗后 2 周内发生的不稳定型心绞痛。

3. 治疗情况

（1）未治疗；

（2）接受抗心绞痛标准治疗；

（3）接受包括静脉硝酸酯在内的最大强度的抗心绞痛药物治疗。

4. 心电图改变

（1）显示 ST-T 异常；

（2）未显示 ST-T 改变；

八、慢性心功能不全生活质量量表

表 3-2　慢性心功能不全 QOL 量表（MLHFQ）中文译本

最近一个月，您的心功能不全妨碍了您的生活了吗?	没有	很少有				总是有
1. 造成足踝和下肢（膝盖以下）肿胀	0	1	2	3	4	5
2. 使您一整天坐着或躺着休息	0	1	2	3	4	5
3. 使您散步或上楼梯困难	0	1	2	3	4	5
4. 使您做家务受限或在庭院劳作困难	0	1	2	3	4	5
5. 使您外出困难	0	1	2	3	4	5
6. 使您夜间睡眠不好	0	1	2	3	4	5
7. 使您与朋友或家人的社交活动困难	0	1	2	3	4	5
8. 使您为了生计去工作感到困难	0	1	2	3	4	5
9. 使您休闲娱乐、运动、兴趣爱好困难	0	1	2	3	4	5
10. 使您性生活困难	0	1	2	3	4	5
11. 使您饮食减少	0	1	2	3	4	5
12. 使您气短	0	1	2	3	4	5
13. 使您感到疲惫、困倦或无精打采	0	1	2	3	4	5
14. 使您住院	0	1	2	3	4	5
15. 花钱看病	0	1	2	3	4	5
16. 给您带来药物不良反应	0	1	2	3	4	5
17. 使您感到成了家人和朋友的负担	0	1	2	3	4	5
18. 使您感到日常生活不能自理	0	1	2	3	4	5
19. 使您担忧	0	1	2	3	4	5
20. 使您难以集中精力或记忆力衰退	0	1	2	3	4	5
21. 使您感到沮丧	0	1	2	3	4	5

　　MLHFQ 共 21 条目，从 3 个领域测量生命质量：即身体领域（条目 2，3，4，5，6，7，12，13），情绪领域（条目 17，18，19，20，21）和其他领域（条目 1，8，9，10，11，14，15，16）。MLHFQ 各个条目是 0～5 分 6 段计分法，每个条目原始最低分是 0 分（最好），最高分是 5 分（最差），每个条目得分相加得总分。因此，21 个条目原始综合分是 0 分（最好）～105 分（最差）；身体领域的得分是 0 分（最好）～40 分（最差），情绪领域得分是 0 分（最好）～25 分（最差）；其他领域得分是 0 分（最好）～40 分（最差）。分数越高预示生命质量越差，分数越低生命质量越好。

九、危险分层

美国心脏康复和二级预防项目指南在运动事件危险分层中指出，所有入选运动康复的心脏病患者都应该根据运动中发生心脏事件的可能危险进行分层。运动期间出现心脏事件的危险分层见表 3-3。

表 3-3　运动期间出现心脏事件的危险分层

参加运动的低危患者的特点（低危患者必须具备表中所有特点）
在运动测试中和恢复期不存在复杂的室性心律失常； 不存在心绞痛和其他明显的症状（如在运动测试和恢复期出现异常的气短、头晕目眩、眩晕）； 在运动测试中和恢复期血流动力学正常（如在负荷增加和恢复期心率和收缩压适当地增加或下降）； 功能≥7MET。
非运动测试发现： 静息射血分数≥50%； 没有并发症的心肌梗死或血供重建过程； 静息时不存在复杂的室性心律失常； 不存在心力衰竭； 不存在梗死后／治疗后心肌缺血； 不存在临床抑郁。
参加运动的中危患者的特点（具备一个或多个特点属于中危患者）
存在心绞痛或其他临床症状［如偶发气短、头晕目眩或活动量大时晕厥（≥7MET）］； 运动测试中或恢复期出现轻到中度的无痛心肌缺血（ST 较基线下降 2mm 以内）； 功能＜5MET。
非运动测试包括： 静息时射血分数为 40%～49%。
参加运动的高危患者的特点（具备一个或多个特点属于高危患者）
运动测试中或恢复期出现复杂的室性心律失常； 出现心绞痛或其他明显症状（如少量活动或恢复期出现偶发气短、头晕目眩或晕厥）； 运动期间血流动力学出现异常（随着负荷的增加出现变时的功能不全或收缩压无变化或下降），或在恢复期出现（如严重的运动后出现低血压）
非运动测试发现： 静息时射血分数＜40%； 有停搏史或猝死； 休息时出现复杂的心律失常； 合并心肌梗死或再血管化； 出现心力衰竭； 出现心肌梗死后／运动后心肌缺血的体征或症状； 出现临床抑郁。

表中的模型有助于鉴别低危、中危和高危。低危患者有表中所有特点，高危患者有表中任意特点，不属于任何级别者为中危。

参加方案前没做运动试验或做的是非诊断性运动试验的患者不适合应用上表中的标准来进行划分。此类患者在入选时可能需接受更为仔细的危险分层,并给予保守的运动处方。非诊断性运动测试的患者如下:

(1)静息时心电图异常的患者。包括左束支阻滞、伴或不伴 ST-T 改变的左心室肥厚、非特异的室内传导阻滞、预激综合征和室性心律;

(2)接受洋地黄治疗的患者;

(3)缺血试验阴性但不能达到最大预测心率 85% 者;

(4)有明显的其他医学问题(伴随疾病)而运动能力受限者。

冠心病患者危险分层见表 3-4。

表 3-4 冠心病患者危险分层

低危	中危	高危
运动或恢复期无心绞痛症状或心电图缺血改变	中度运动(5～6.9METs)或恢复期出现心绞痛的症状或心电图缺血改变	低水平运动(<5METs)或恢复期出现心绞痛的症状或心电图缺血改变
无休息或运动引起的复杂心律失常		有休息或运动时出现的复杂性心律失常
AMI 溶栓血管再通 PCI 或 CABG 术后血管再通无合并症		AMI,PCI 或 CABG 术后合并心源性休克或心力衰竭
无心理障碍(抑郁,焦虑等)		心理障碍严重
LVEF>50%	LVEF40%～49%	LVEF<40%
功能储备≥7METs		功能储备≤5METs
血肌钙蛋白浓度正常		
每一项都存在时为低危	不符合典型高危或低危者为中危	存在任何一项为高危

十、Borg 量表

运动反应的自我评估量表见表 3-5。

表 3-5 运动反应的自我评估量表(基于 Borg 自感劳力分级量表)

级别	费力	呼吸困难	不适 / 疼痛	疲劳
0	无	无	无	无
0.5	非常非常弱的	非常非常轻的	非常非常轻的	非常非常轻的
1	很弱	很轻	很弱	很轻
2	弱	轻	弱	轻
3	温和	适度	温和	温和
4	有些强烈	有些困难	有些强烈	有些困难
5	强烈	困难	强烈	困难
6				

续表

级别	费力	呼吸困难	不适/疼痛	疲劳
7	很强	很重	很强	很重
8				
9				
10	非常强烈	非常困难	非常强烈	非常困难
	极限	极限	极限	极限

十一、MRC 呼吸困难分级

MRC 呼吸困难分级见表 3-6。

表 3-6 MRC 呼吸困难分级

分级	呼吸困难等级与活动量的关系
1	仅剧烈活动会引起呼吸困难
2	在平地上快速行走或上坡时会呼吸急促
3	步行速度比同龄人慢即可引起呼吸困难，行走 15 分钟后需短暂休息
4	在平地上步行 91.4m 之后需停下来呼吸
5	在家休息时即会出现呼吸困难

十二、美国胸科协会呼吸困难量表

美国胸科协会呼吸困难量表见表 3-7。

表 3-7 美国胸科协会呼吸困难量表

等级	分级	描述
0	没有	剧烈活动引起
1	轻微	快速步行或是爬小山时引发严重呼吸困难
2	中等	由于呼吸困难而导致步行速度较同龄人更慢或在水平路面上按自己的节奏行走时需要停下来调整呼吸
3	严重	步行 91.4m 后出现呼吸困难或休息几分钟后仍存在呼吸困难
4	非常严重	呼吸困难严重而不能外出或脱衣即可引起呼吸困难

十三、肺通气功能

肺通气功能见表 3-8。

表 3-8 肺通气功能

项目		FEV₁/FVC	FVC%pred	FEV₁%pred
正常		>70%	>80%	/
阻塞性	临界	<70%	/	≥80%
	轻度		/	60%~79%
	中度		/	40%~59%
	重度		/	<40%
限制性	轻度	>70%	60%~80%	/
	中度		50%~60%	/
	重度		<50%	/
混合性		<70%	<80%	/
小气道功能异常		FEF25~75<65%pred		

十四、肺弥散功能

肺弥散功能见表 3-9。

表 3-9 肺弥散功能

项目	Dlco%pred	项目	Dlco%pred
正常	80%~140%	中度	40%~59%
临界	76%~79%	重度	<40%
轻度	60%~75%		

十五、日常生活活动能力评定

Barthle 指数（BI）评定量表见表 3-10。

表 3-10 Barthle 指数（BI）评定量表

序号	项目	完全独立	需部分帮助	需极大帮助	完全依赖
1	进食	10	5	0	—
2	洗澡	5	0	—	—
3	修饰	5	0	—	—
4	穿衣	10	5	0	—
5	控制大便	10	5	0	—
6	控制小便	10	5	0	—
7	如厕	10	5	0	—

续表

序号	项目	完全独立	需部分帮助	需极大帮助	完全依赖
8	床椅转移	15	10	5	0
9	平地行走	15	10	5	0
10	上下楼梯	10	5	0	—

Barthel 指数总分：_____分

注：根据患者的实际情况，在每个项目对应的得分上划"√"

参 考 文 献

[1] 郭兰，王磊，刘遂心，等. 心脏运动康复 [M]. 南京：东南大学出版社，2014.

[2] 胡大一，王乐民，丁荣晶. 心脏康复临床操作实用指南 [M]. 北京：北京大学医学出版社，2017.

[3] 美国心脏康复协会. 美国心脏康复和二级预防项目指南 [M]. 4版. 北京：人民军医出版社，2010.

[4] 孟申. 肺康复 [M]. 北京：人民卫生出版社，2007.

[5] 南登昆. 康复医学 [M]. 5版. 北京：人民卫生出版社，2014.

[6] 上月正博. 心脏康复 [M]. 北京：人民军医出版社，2017.

[7] 中华医学会心血管病学分会. 冠心病康复与二级预防中国专家共识 [J]. 中华心血管病杂志，2013，41（4）：267-275.

[8] DONNA FROWNFELTER, ELIZABETH DEAN. 心血管系统与呼吸系统物理治疗 [M]. 5版. 郭琪，曹鹏宇，喻鹏铭，译. 北京：北京科学技术出版社. 2017.

第四章 运动能力评定

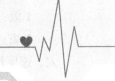

一、步态

步态是指走路时所表现的姿势，包括步行和跑两种状态。步态分析是利用力学原理和人体解剖学、生理学知识对人类行走状态进行对比分析的一种研究方法，包括定性分析和定量分析。

（一）临床定性分析

1. 病史

通过询问病史，了解与疾病相关的症状，了解既往是否存在影响步态的疾病，如脑卒中、脊髓损伤、周围神经病变、心肺相关疾病。

2. 查体

进行全面的身体检查，如心肺功能，脊柱是否有侧弯，肢体关节活动度、肌力、肌张力、身体协调性和平衡能力、深感觉等。

3. 观察

（1）场地：场地内光线充足，面积至少为 $6\sim8m^2$，被检者尽可能地少穿衣服，以便能够清楚地观察。

（2）内容：观察内容主要是能量消耗，主要是重心的上下、左右的移动幅度。

（3）安全性：行走过程中出现跌倒的风险。

（4）方法：患者以自然的姿势和速度在场地内来回步行数次，检查者从前方、后方和侧方观察，观察其支撑相和摆动相的步态特征。

（5）步行速度：行走时单位时间内在行进方向上整体移动的直线距离，通常用 m/min 表示，正常人通常行走速度约 65～95m/min，它已经成为一个强有力的评估方法，步行速度作为计时短距离步行的一部分来测量，或者根据步行的时间来测量，步行速度可以预测疾病的活动情况如关节炎、心肺功能（尤其是充血性心力衰竭）。步行速度受很多因素影响包括疾病（如心肺疾病），腿功能（如力量）和其他因素（如摔倒和体育活动）。

4. 行走能力评定

Hoffer 步行能力分级：通过此项检查可以了解患者是否可以步行以及确定用哪种

步行形式，其内容为：

1级：不能行走者。

2级：治疗性步行，训练时用膝踝足矫形器、手杖等，能在治疗室内行走，能耗大、速度慢、距离短、无功能价值，可预防压疮、血液循环障碍、骨质疏松等。

3级：家庭性步行，用踝足矫形器、手杖等可以在家中行走自如，不能在室外长久进行。

4级：社区性步行，用踝足矫形器、手杖或不用，可以在室外和所在社区内行走，但时间不能长，否则仍需要轮椅。

（二）临床定量分析

1. 足印分析法

先准备所用材料包括绘画颜料，45cm×1100cm 硬纸或地板胶、秒表、剪刀、直尺、量角器；测量参数有速度、步频、步角、步宽、跨步长和步长。具体方法如下：

（1）测试准备：①准备好供步态分析用的步道，在距离两端各2.5m画一横线，中间6m作为正式步态分析用（图1）；②受试者赤脚踏上颜料或石灰粉，以便有颜料粘上足底；③正式测试之前，在步道旁试走2～3次；④正式测试时，嘱患者两眼平视前方，以自然行走方式走过准备好的步道；⑤当受试者走过开始端横线处按动秒表，直到走过终端横线外，停止秒表，记录走过中间6m所需要的时间，中间6m两侧至少应有连续6个步印供测量用（图4-1）。

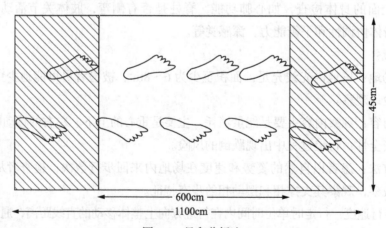

图4-1　足印分析法

（2）测量与记录：①测量步长、跨步步宽和步角；②按公式计算出步速与步频：步速（m/s）=6m/所需要的时间（s）；步频（步/min）=6m内步数/时间×60。

（3）优点：足印分析法有许多优点。①方便快捷：测试过程只需2～3分钟，测量与记录也只需10分钟；②费用低廉：所需设施简单，走廊拖洗干净，留下足印可作为步道使用，秒表、直尺、量角器一般地方均可购买；③定量客观。

2. 步态分析系统

步态分析系统主要由四部分组成：①摄像系统：在同一空间、分布在不同位置的一组带有红外线发射源的红外摄像机，以及粘贴在待测部位的红外反光标记点；②测力台：用以测量行走时地面支撑反应力；肌电遥测系统用以观察动态肌电图；③计算机处理系统：调控以上三组装置同步运行并对观察结果进行分析处理的计算机及其外围设备。这种三维步态分析设备可以提供多方面的参数和图形，适用于科研工作，但因价格高昂，目前难以普及及应用。

3. 足底压力系统

足底压力测量技术是运用压力测量仪器对人体在静止或者动态过程中足底压力的力学、几何学以及时间参数值进行测定，对不同状态下的足底压力参数进行分析研究，揭示不同的足底压力分布特征和模式，通过正常足与所研究足的足底压力参数的对比研究，分析所研究足的形成原因及功能评定。

根据足底压力测定的发展过程及使用技术的物理机制可将其分为足底压力扫描技术（Sole Barograph）、测力板（Force Plate）及测力台技术（Force Platform）、压力鞋及压力鞋垫技术（In-shoe Plantar）。

4. 动态肌电图

动态肌电图指在活动状态同步检测多块肌肉电活动的测定方法，揭示肌肉活动与步态关系的肌肉电生理研究，是临床步态分析必不可少的环节。肌肉收缩是步行的基础因素，涉及肌肉收缩的时相和力量。肌肉活动具有步行速度及环境依赖性。参与步行控制的肌肉数量和质量均有很大的冗余或储备力，从而使关节运动与肌肉活动之间出现复杂的关联。步态异常既可以是原发性神经肌肉功能障碍的结果，也可能由于骨关节功能的障碍，导致继发性肌肉活动异常。因此，动态肌电图对于这些问题的鉴别起关键作用。

二、平衡

（一）基本概念

1. 平衡（Balance）

平衡是指在不同的环境和情况下维持身体直立姿势的能力。一个人的平衡功能正常时能够做到：保持体位；在随意运动中调整姿势；安全有效地对外来干扰作出反应。为了保持平衡，人体重心（Body's Center of Gravity，COG）必须垂直地落在支持面上方或范围内。换言之，平衡就是维持 COG 于支持面上方的能力。

2. 支持面（Support Surface）

支持面指人在各种体位下（站立、坐、卧，行走）所依靠的表面，即接触面。站立时的支持面为包括两足底在内的两足间的表面。支持面的面积大小和质地均影响身体平衡。当支持面不稳定或面积小于足底面积、质地柔软或表面不规整等情况使得双足与地面接触面积减少时，身体的稳定性下降。

3. 稳定极限（Limit of Stability）

稳定极限指正常人站立时身体倾斜的最大角度，是判断平衡功能的重要指标之一。在这个极限范围内，平衡不被破坏，COG 能够安全地移动而无需借助挪动脚步或外部支持来防止跌倒。LOS 的大小取决于支持面的大小和性质。正常人双足自然分开站在平整而坚实的地面上时，LOS 的周长围成一个椭圆形。前后方向的最大摆动角度约为50°，左右方向为 16°。当重心偏离并超出支持面范围以外，超出稳定的极限时，平衡便被破坏以致跌倒。

（二）平衡功能的分类

1. 静态平衡（Static Balance）

静态平衡是指身体不动时（维持身体于某种姿势的能力，如坐、站立、单腿站立、倒立、站在平衡木上维持不动）。

2. 动态平衡（Dynamic Balance）

动态平衡是指运动过程中调整和控制身体姿势稳定性的能力。动态平衡从另外一个角度反映了人体随意运动控制的水平。坐或站着进行各种作业活动（站起和坐下、行走等动作都需要具备动态平衡能力）。

3. 反应性平衡（Reactive Balance）

反应性平衡是指当身体受到外力干扰而使平衡受到威胁时，人体做出保护性调整反应以维持或建立新的平衡，如保护性伸展反应、迈步反应等。

（三）评定目的

（1）确定是否存在影响行走或其他功能性活动的平衡障碍；

（2）确定障碍的水平或程度；

（3）寻找和确定平衡障碍的发生原因；

（4）指导制订康复治疗计划；

（5）监测平衡功能障碍的治疗（手术、药物）和康复训练的疗效；

（6）跌倒风险的预测。

老年人的平衡功能因生理功能的退行性变化而下降，容易出现跌倒的情况。通过对老年人进行平衡功能的跟踪监测，有助于及早发现障碍，对可能发生的危险情况进行预测并及时采取有效的预防措施。运动员、飞行员及宇航员是对身体的平衡功能有着特殊要求的职业，平衡功能评定也是特殊职业选拔的重要步骤。

（四）评定方法

评定方法包括定性评定、半定量评定和定量评定。

1．定性评定

1）平衡反应：平衡反应是人体维持特定的姿势和运动的基本条件，是人体为恢复被破坏的平衡作出的保护性反应。检查可以在不同的体位，如卧位、跪位、坐位或站立位进行。检查者破坏患者原有姿势的稳定性，然后观察患者的反应。阳性反应为正常。检查既可以在一个静止、稳定的表面上进行，亦可以在一个活动的表面（如大治疗球或平衡板）上进行。平衡板底面为弧形，检查者控制平衡板倾斜的角度。正常人对于破坏平衡的典型反应为调整姿势，使头部向上直立和保持水平视线以恢复正位姿势、获得新的平衡。如果破坏过大，则会引起保护性跨步或上肢伸展反应。平衡反应检查包括如下内容：

（1）卧位倾斜反应

① 俯卧位平衡反应

检查体位：患者于平衡板上呈俯卧位，上、下肢伸展。

检查方法：平衡板向一侧倾斜。

阳性反应：头部和躯干出现调整，平衡板翘起的一侧上下肢外展、伸展，平衡板向下倾斜的一侧可见保护反应。

阴性反应：头部和躯干无调整未出现平衡反应和保护反应（身体的某个局部可见阳性反应）。

② 仰卧位倾斜反应

检查体位：患者于平衡板上呈仰卧位，上下肢伸展。

检查方法：平衡板向一侧倾斜。

阳性反应：头部和躯干出现调整，即平衡板抬高的一侧上下肢外展、伸展（平衡反应）。平衡板下降的一侧可见保护反应。

阴性反应：头部和躯干无调整，无平衡反应及保护反应出现（身体某个局部可能出现反应，但其他部分无反应）。

（2）膝手位反应

检查体位：患者双手双膝支撑身体。

检查方法：检查者推动患者躯干，使其向一侧倾斜。

阳性反应：头部和躯干出现调整，受力的一侧上下肢外展、伸展（平衡反应），另一侧可见保护反应。

阴性反应：头部和躯干无调整，未见平衡反应和保护反应（仅身体局部出现阳性反应）。

（3）坐位平衡反应

检查体位：患者坐在椅子上。

检查方法：检查者将患者上肢向一侧牵拉。

阳性反应：头部和躯干出现调整，被牵拉一侧出现保护反应，另一侧上下肢伸展、外展（平衡反应）。

阴性反应：头部和躯干无调整，未出现平衡反应和保护反应（或仅身体的某一部分出现阳性反应）。

（4）跪位平衡反应

检查体位：患者取跪位。

检查方法：牵拉患者的一侧上肢，使之倾斜。

阳性反应：头部和躯干出现调整，牵拉的一侧可见保护反应。对侧上下肢外展、伸展，出现平衡反应。

阴性反应：头部和躯干未出现调整，未见平衡反应和保护反应（身体某局部可能出现阳性反应）。

（5）迈步反应

检查体位：患者取立位，检查者握住患者的上肢。

检查方法：向左侧、右侧、前方及后方推动患者。

阳性反应：为了维持平衡，脚向侧方或前方、后方踏出一步，头部和躯干出现调整。

阴性反应：头部和躯干不出现调整，不能为了掌握平衡而踏出一步。

2）运动系统检查

（1）关节活动度与肌力检查：对于平衡障碍的患者要首先进行关节活动度和肌力的评定以分别判断它们是否对姿势控制有影响。肌力检查应当在功能状态下进行，如臀中肌最好在单腿站立同时提高对侧骨盆的姿势下检查；股四头肌则在半蹲姿势或其他有关功能活动时检查。

（2）诱发下肢关节协同动作检查：正常人在身体重心受到前、后方向的干扰时会采用踝关节协同动作、髋关节协同动作以及跨步协同动作来抗干扰并维持平衡。重心干扰诱发出何种姿势协同模式取决于站立支持面的种类和干扰强度。如果站立支持面坚硬、支持面宽度足以支持对抗踝关节运动（前后方向转动），一个小的干扰不会使重心偏移太远且可以通过踝关节协同动作加以纠正。较大、较快速的干扰常常诱发出髋关节的协同动作。此外，如果支持面不能有效地对抗移动重心的踝关节的转动力，髋关节协同动作就成为抗干扰的动作模式而出现。最大和最快速的干扰将引发出跨步协同动作。检查应按踝关节模式、髋关节模式及跨步模式的顺序依次进行。因此，检查中施加干扰的速度和强度以及支持面的变化应循序渐进。检查踝关节协同动作时站立支持面要平、硬且宽；检查髋关节协同动作时，被检查者可站在窄于足底长度的横木上，或采取不会引起踝关节协同动作的其他体位，如足跟接足尖（双脚一前一后）站立位。在干扰的同时，检查相应动作肌群的收缩情况及动作反应，如检查有无踝关节协同动作，干扰使身体向前倾斜时触摸腓肠肌、腘绳肌及脊柱旁肌群；干扰使身体向后倾斜时触摸胫前、股四头肌和腹肌。检查干扰中是否出现髋关节协同动作，干扰使身体向前摆动时检查有无腹肌和股四头肌收缩；干扰使身体向后摆动时检查有无脊柱旁肌群和腘绳肌收缩。在检查中需要搞清楚协同动作模式是否有以下情况：①存在并且正常；②存在但受限；③存在但不能在特定的状况中出现；④异常；⑤消失。如果有异常或消失等情况，检查者需要进一步分析：哪些姿势协同动作不能诱发出来；协同动作本身有无异常，如肌肉的收缩时间、收缩顺序或应答是否发生错误等。为了更加深入、准确地了解参与姿势协同动作模式的肌群活动情况，有条件时应进行肌电图分析。

（3）结果分析：关节肌肉功能异常可导致平衡障碍。踝关节活动度受限及其周围肌肉肌力下降将影响踝关节协同动作的有效利用；髋关节活动度受限及其周围肌肉肌力下降将影响髋关节协同动作的利用，使动作反应受限或减弱；原发性前庭功能障碍患者常伴有颈部关节活动受限。协同动作反应延迟或在不该出现的时间和部位出现，提示肌群的应答错误、各种感觉信息判断不准确或感觉运动整合错误。为了区分平衡功能障碍是运动系统病变或异常的中枢神经系统所致，还是两者兼有，临床中有必要对平衡障碍的发生原因做进一步调查和分析，即进行平衡的感觉整合检查，以明确障碍原因。

3）平衡的感觉整合检查

（1）感觉检查：在进行感觉整合检查前，应首先检查本体感觉和皮肤触、压觉。足底和踝关节为重点检查部位。

（2）感觉整合检查：中枢神经系统选择与综合正确的感觉信息的过程称为感觉整合（sensory organization，SOT）。感觉整合检查将被检查者置于6种感觉控制条件下进行测试。被检查者除站在正常的支持面上，还要站在硬海绵上来干扰躯体感觉系统传递来自踝关节和皮肤的、有关人体垂直位的正确信息；通过睁眼、闭眼及戴上头罩（一个大的球形罩将头面部包括在其中，头罩随头部的运动而动，头罩的内面有经纬线用于视刺激和视固定跟踪）的方法分别输入正确的视觉信息、阻断视觉信息输入及输入错误的视觉信息。除检查1的支持面和视觉输入条件均正常，其余5个检查的感觉输入条件都有不同的变化并且感觉冲突水平逐渐增加，检查6难度最大，通过改变站立支持面和视觉输入条件，有系统、有步骤地控制躯体感觉和视觉信息的输入，可以分别对躯体感觉、视觉和前庭等感觉成分在维持平衡功能上的作用进行单因素分析，也可以检测被试者抑制不准确感觉信息的能力。平衡的感觉整合也可以用高科技的平衡功能检测设备进行检查。

（3）结果分析：因感觉损伤而致的平衡功能障碍可根据感觉整合检查鉴别感觉损伤的种类。感觉整合检查通过改变躯体感觉和视觉输入的准确性，能够系统地逐一筛查躯体感觉、视觉以及前庭对于平衡功能的影响。当双眼因被遮蔽不能感受视觉信息时，只有依赖躯体感觉信息控制平衡。此时若躯体感觉功能障碍，则重心摆动异常增大。在检查4中，正常情况下起主要作用的躯体感觉因支持面不稳定而受到干扰，使重心摆动随之增加，但由于此时视觉输入正常，重心摆动增加的幅度并不大；如果摆动幅度异常增加，提示患者关于平衡的视觉输入出现了障碍。在检查6中，由于视觉和躯体感觉同时被干扰并发生冲突，故只能依赖前庭解决冲突并控制平衡。正常人此时重心摆动虽有所增加，但仍可以保持平衡；如摆动幅度超出正常范围，则提示前庭功能障碍。

2. 半定量评定

半定量评定通常为量表评定。主要有 Berg 平衡量表。

3. 定量评定

定量评定是采用专用评定设备对有关平衡功能的各种参数进行量化。其目的在于准确了解和分析平衡障碍的程度以及进行康复治疗前后对比，观察疗效。

1）仪器及其工作原理：平衡功能检测所采用的力台技术是通过连续测定和记录身体作用于力台表面的垂直力位置来确定身体摆动的轨迹，使身体自发摆动状况得以进行定量分析。当被检查者双脚按照规定的位置站在力台上时，力台通过压电或晶体传感器将来自身体的压力信号即人体重心移动信号转换成电信气信号，经计算机处理获得与重心摆动有关的多项指标。

2）静态平衡功能：重心移动或摆动测定是目前评定人体在静立状态下姿势的稳定性即静态平衡功能的主要方法。它可以客观、定量地记录身体重心摆动的程度和性质，提供准确的平衡功能评定。

（1）评定内容：静态平衡功能评定的方法包括双腿站立（双足分开、双足并拢）、单腿站立、足尖对足跟站立（双脚一前一后）、睁眼及闭眼站立。通过下肢各种站立方式，检查站立支持面大小和形状的变化对平衡的影响。闭眼检查的目的是为了减少或驱除视觉系统对平衡的影响，从而使被试者更多地依靠本体感觉和前庭感觉。在去除视觉因素的情况下，检查本体感觉系统、前庭感觉系统的功能状况。静态平衡功能评定也可以在坐位进行。

（2）记录参数及动态分析：静态平衡功能评定参数包括重心移动（摆动）类型，重心移动路线或轨迹以及长度，重心摆动的范围，根据偏移距离显示重心的位置等以及衍生参数如 Romberg 率，平衡指数等。这些参数可以客观地反映被试者的平衡功能状况。

3）动态平衡功能：人体在保持静态平衡的基础上具有在动态条件下仍能够维持平衡和姿势稳定性的能力，才可能参与实际生活中的各种活动。动态平衡功能所反映的是人体的随意运动控制能力。

三、柔韧性

（一）定义

柔韧性（flexibility）是人体在运动过程中完成大幅度运动技能的能力。柔韧性不足可直接影响动作的学习和高难运动技能的掌握，也会有碍于力量、速度、协调、平衡能力的发展，并易造成运动损伤。

柔韧性可分为绝对柔韧性和相对柔韧性两类，绝对柔韧性是指反映受试者本身或某部位所具有的柔韧性；相对柔韧性是指受试者某一部位的柔韧性与另一部位（肢体）之比的一个相对值。相对柔韧性排除了受试者的身体差异。

（二）柔韧性的测量与评价

1. 坐位体前屈（绝对柔韧性）

测量意义：主要反映受试者躯干和下肢各关节可能达到的活动幅度，以及下肢肌群、韧带的伸展性和弹性。

适用对象：适用于全年龄段人群。

测量器材：坐位体前屈测量计、薄垫子。

测量方法：受试者坐在垫子上，两腿伸直，足跟并拢，足尖自然分开踩在测量计平板上。双臂及手指伸直，两手并拢，掌心向下，上体尽量前屈，用两手中指尖轻轻推动标尺上的游标向前滑动，直到不能继续前伸为止，不得做突然下振动作。以"cm（厘米）"为单位记录成绩，精确至0.1cm。测2次，取最佳成绩。测量计"0"点以上为负值，"0"点以下为正值。

测量要求：测试前，受试者应做好准备活动，以防测试时造成软组织拉伤；发现受试者膝关节弯曲、两臂突然下振或用单手下推游标时应重做。

评价：坐位体前屈测量值越大，则受试者躯干和下肢各关节以及下肢肌群和韧带的伸展性和弹性就越好。

2. 立位体前屈（绝对柔韧性）

测量意义：可用于评定体前屈、骨盆前倾、髋关节屈曲的活动幅度和下肢的柔韧性。

适用对象：适用于儿童至大学生。

测量器材：一个平面凳子或平台、立位体前屈测量计。

测量方法：受试者足跟并拢，足尖分开呈30°～40°，并与平台前沿横线平齐，两腿伸直。上体尽量前屈，两臂及手指伸直，两手并拢，用两手中指尖轻轻推动标尺上的游标下滑，直到不能继续下伸时为止，不得做突然下振动作。以"cm"为单位记录成绩，精确至0.1cm。测2次，取最佳成绩。测量计"0"点以上为负值，"0"点以下为正值。

测量要求：与坐位体前屈相同。

评价：立位体前屈测量值越大，则受试者躯干和下肢各关节以及下肢肌群和韧带的伸展性和弹性就越好。

3. 精确测量法

柔韧性的精确测定多使用一定的仪器，可以精确测定关节活动的角度，定量地表示柔韧性的好坏。

（1）角度测量器测量法：用量角器测定关节活动幅度可得到精确的数据，便于前后对比。现有的量角器有"传统"量角器、重力量角器、电子量角器等。不同的量角器构造不同，测量方法有一定差异，测量的精确度也有区别。

（2）等速测力系统测定法：等速测力系统具有测定关节活动幅度的功能。测试前，设定被测关节的中立位为零度。测试结果不但可以显示关节活动幅度的角度大小，还可以精确地测出解剖学的实际角度。

（三）发展柔韧性的训练

竞技体育和健身锻炼中，主要采用主动运动或助力运动。前者是加大关节活动幅度的主要方法。利用主动运动提高身体柔韧性时，可借助一些器械，如肋木、毛巾等。为了加强锻炼的效果，或由于自身力量不足或因疼痛不敢用力活动时，可用人工或器械给予助力，而被动运动仅适用于康复训练。运动实践中最常用的柔韧性练习是牵张练习，此外还有本体感觉神经肌肉促进法（PNF 练习法）等。

在一些对身体柔韧性要求较高的运动项目中，训练或锻炼可提高身体柔韧性。例如瑜伽、太极拳等是有益于提高柔韧性的运动。其他的还有体操、有氧体操、舞蹈、游泳、普拉提等。

四、骨质疏松及骨折风险评估

（一）定义和分类

骨质疏松症（osteoporosis，OP）是最常见的骨骼疾病，是一种以骨量低，骨组织微结构损坏，从而导致骨脆性增加，易发生骨折的全身性骨病。2001 年美国国立卫生研究院（National Institutes of Health，NIH）将其定义为以骨强度下降和骨折风险增加为特征的骨骼疾病，提示骨量降低是骨质疏松性骨折的主要危险因素，但还存在其他危险因素。

（二）骨质疏松症的发病机制

骨质疏松症及骨折的发生是遗传因素和非遗传因素交互作用的结果。遗传因素主要影响骨骼大小、骨量、结构、微结构和内部特性。峰值骨量的 60%~80% 由遗传因素决定，多种基因的遗传变异被证实与骨量调节相关。非遗传因素主要包括环境因素、生活方式、疾病、药物、跌倒相关因素等。骨质疏松症是由多种基因 - 环境因素等微小作用积累的共同结果。

（三）骨质疏松症危险因素及风险评估

1. 骨质疏松症危险因素

骨质疏松症是一种受多重危险因素影响的复杂疾病，危险因素包括遗传因素和环境因素等多方面。骨折是骨质疏松症的严重后果，也有多种骨骼外的危险因素与骨折相关。因此，临床上需注意识别骨质疏松症及其并发症骨折的危险因素，筛查高危人群，尽早诊断和防治骨质疏松症，减少骨折的发生。

骨质疏松症的危险因素分为不可控因素与可控因素，后者包括不健康生活方式、疾病、药物等。其中不健康生活方式如体力活动减少，过量饮酒，吸烟，饮过多含咖啡因的饮料，营养失衡，蛋白摄入不足，钙缺乏和（或）维生素 D 缺乏，高钠饮食，低体质量等，是我们可以干预和改善的方面。

2. 骨质疏松症及骨折风险评估工具

骨质疏松症是受多因素影响的复杂疾病，对个体进行骨质疏松症风险评估，能为疾病早期防治提供有益帮助。临床上评估骨质疏松风险的方法较多，这里推荐国际骨质疏松基金会（International Osteoporosis Foundation，IOF）发布的骨质疏松风险一分钟测试题和亚洲人骨质疏松自我筛查工具（Osteoporosis Self-assessment Tool for Asians，OSTA），作为疾病风险的初筛工具。

（1）IOF 骨质疏松风险一分钟测试题：IOF 骨质疏松风险一分钟测试题是根据患者的简单病史，从中选择与骨质疏松相关的问题，由患者判断是与否，从而初步筛选出可能具有骨质疏松风险的患者。该测试题简单快速，易于操作，但仅能作为初步筛查疾病风险，不能用于骨质疏松症的诊断，具体测试题见表 4-1。

表 4-1 国际骨质疏松基金会（IOF）风险一分钟测试题

项目	编号	问题	回答
不可控因素	1	父母曾被诊断骨质疏松或曾在轻摔后骨折	是□ 否□
	2	父母中一人有驼背	是□ 否□
	3	实际年龄超过 40 岁	是□ 否□
	4	是否成年后因为轻摔发生骨折	是□ 否□
	5	是否经常摔倒（去年超过一次），或因为身体较虚弱而担心摔倒	是□ 否□
	6	40 岁后的身高是否降低超过 3cm 以上	是□ 否□
	7	是否体质量过轻？（BMI 值小于 19kg/m²）	是□ 否□
	8	是否曾服用类固醇激素（例如可的松、泼尼松）连续超过 3 个月（可的松通常用于治疗哮喘、类风湿关节炎和某些炎性疾病）	是□ 否□
	9	是否患有类风湿性关节炎	是□ 否□
	10	是否被诊断出有甲状腺功能亢进或甲状旁腺功能亢进、1 型糖尿病、克罗恩病或乳糜泻等胃肠疾病或营养不良	是□ 否□
	11	女性回答：是否在 45 岁或以前就停经	是□ 否□
	12	女性回答：除了怀孕、绝经或子宫切除外，是否曾停经超过 12 个月	是□ 否□
	13	女性回答：是否在 50 岁前切除卵巢又没有服用雌 / 孕激素补充剂	是□ 否□
	14	男性回答：是否出现过阳痿、性欲减退或其他雄激素过低的相关症状？	是□ 否□

续表

项目	编号	问题	回答
生活方式 （可控因素）	15	是否经常大量饮酒（每天饮用超过两单位的乙醇，相当于啤酒 1 斤，葡萄酒 3 两或烈性酒 1 两）	是□　否□
	16	目前习惯吸烟或曾经吸烟	是□　否□
	17	每天运动量少于 30 分钟？（包括做家务、走路和跑步等）	是□　否□
	18	不能食用乳制品，又没有服用钙片	是□　否□
	19	每天从事户外活动时间是否少于 10 分钟，又没有服用维生素 D	是□　否□
结果判断		上述问题，只要其中的一题回答结果为"是"，即为阳性，提示存在骨质疏松的风险，并建议 进行骨密度检查或 FRAX® 风险评估	

注：BMI：体质指数；FRAX®：骨折风险评估工具。

（2）亚洲人骨质疏松自我筛查工具：OSTA 基于亚洲 8 个国家和地区绝经后妇女的研究，收集多项骨质疏松危险因素，并进行骨密度测定，从中筛选出 11 项与骨密度显著相关的危险因素，再经多变量回归模型分析，得出能较好体现敏感度和特异度的两项简易筛查指标，即年龄和体质量。计算方法是：

OSTA 指数＝［体质量（kg）－年龄（岁）］×0.2，结果评定见表 4-2。

表 4-2　OSTA 指数评价骨质疏松风险级别

风险级别	OSTA 指数
低	>−1
中	−4～−1
高	<−4

注：OSTA：亚洲人骨质疏松自我筛查工具。

OSTA 主要是根据年龄和体质量筛查骨质疏松症的风险，但需要指出，OSTA 所选用的指标过少，其特异性不高，需结合其他危险因素进行判断，且仅适用于绝经后妇女。

（3）骨质疏松性骨折的风险预测：WHO 推荐的骨折风险预测工具（Fracture Risk Assessment Tool，FRAX®），根据患者的临床危险因素及股骨颈骨密度建立模型，用于评估患者未来 10 年髋部骨折及主要骨质疏松性骨折（椎体、前臂、髋部或肩部）的概率。

表 4-3　FRAX® 计算依据的主要临床危险因素、骨密度值及结果判断

危险因素	解释
年龄	模型计算的年龄是 40～90 岁，低于或超过此年龄段，按照 40 岁或 90 岁计算
性别	选择男性或女性
体质量	填写单位是 kg
身高	填写单位是 cm
既往骨折史	指成年期自然发生或轻微外力下发生的骨折，选择是与否
父母髋部骨折史	选择是与否

续表

危险因素	解释
吸烟	根据患者现在是否吸烟，选择是与否
糖皮质激素	如果患者正在接受糖皮质激素治疗或接受过相当于泼尼松>5mg/d 超过 3 个月，选择是
类风湿关节炎	选择是与否
继发性骨质疏松	如果患者具有于骨质疏松症密切关联的疾病，选择是
过量饮酒	乙醇摄入量≥3 单位/天为过量饮酒 一单位相当于 8～10g 乙醇，相当于 285mL 啤酒，120mL 葡萄酒，30mL 烈性酒
骨密度	先选择测量骨密度的仪器，然后填写股骨颈骨密度的实际测量值（g/cm²），如果患者没有测量骨密度，可以不填写此项，系统将根据临床危险因素进行计算
结果判断	FRAX® 预测的髋部骨折概率≥3%，或任何主要骨质疏松性骨折概率≥20% 时，为骨质疏松性骨折高危患者，建议给予治疗；FRAX® 预测任何主要骨质疏松性骨折概率 10%～20% 时，为骨质疏松性骨折中风险；FRAX® 预测任何主要骨质疏松性骨折概率<10% 时，为骨质疏松性骨折低风险

（4）跌倒及其危险因素：跌倒是骨质疏松性骨折的独立危险因素，跌倒的危险因素包括环境因素和自身因素等，应重视对下列跌倒相关危险因素的评估及干预。

环境因素：包括光线昏暗、路面湿滑、地面障碍物、地毯松动、卫生间未安装扶手等。

自身因素：包括年龄老化、肌少症、视觉异常、感觉迟钝、神经肌肉疾病、缺乏运动、平衡能力差、步态异常、既往跌倒史、维生素 D 不足、营养不良、心脏疾病、体位性低血压、抑郁症、精神和认知疾患、药物（如安眠药、抗癫痫药及治疗精神疾病药物）等。

（5）骨密度检查：拟诊为骨质疏松性骨折的患者建议行骨密度检查。双能 X 线吸收法（Dualenergy X-ray Absorptiometry，DXA）测量值是 WHO 推荐的骨质疏松症评估方法，是公认的骨质疏松诊断的金标准。

参照 WHO 推荐的诊断标准，DXA 测定骨密度值低于同性别、同种族健康成人的骨峰值不足 1 个标准差为正常（T 值≥-1.0SD）；降低 1～2.5 个标准差为骨量低下或骨量减少（-2.5SD<T 值<-1.0SD）；降低程度等于或大于 2.5 个标准差为骨质疏松（T 值≤-2.5SD）；降低程度符合骨质疏松诊断标准，同时伴有一处或多处骨折为严重骨质疏松。

目前，获得广泛认可的 DXA 测量骨密度的部位是中轴骨（临床常用 L1～L4 及髋部）；而四肢骨（如足跟及腕部）的骨密度检测结果只能作为筛查指标。其他骨密度的检查方法，如 pDXA、QCT、pQCT 等，尚无统一的诊断标准。

（6）X 线：可确定骨折的部位、类型、移位方向和程度，对骨折诊断和治疗具有重要价值。X 线片除具有骨折的表现外，还有骨质疏松的表现。

CT：常用于判断骨折的程度和粉碎情况、椎体压缩程度、椎体周壁是否完整、椎管内的压迫情况。

MRI：常用于判断椎体压缩骨折是否愈合、疼痛责任椎及发现隐匿性骨折，并进行鉴别诊断等。

全身骨扫描（ECT）：适用于无法行 MRI 检查或排除肿瘤骨转移等。

参 考 文 献

［1］ 丁兑生，恽小平. 运动疗法与作业疗法［M］. 北京：华夏出版社，2002.

［2］ 全国体育院校教材委员会审定，王瑞元. 运动生理学［J］. 体育科技文献通报，2002（8）：5-5.

［3］ 孙庆祝. 体育测量与评价［M］. 北京：高等教育出版社，2006.

［4］ 王玉龙. 康复功能评定学［M］. 北京：人民卫生出版社，2016.

［5］ 中华医学会骨科学分会骨质疏松学组. 骨质疏松性骨折诊疗指南［J］. 中华骨科杂志. 2017（37）：1-10.

［6］ 中华医学会骨质疏松和骨矿盐疾病分会. 原发性骨质疏松症诊疗指南（2017）［J］. 中华骨质疏松和骨矿盐疾病杂志，2017（5）：413-444.

第五章　自主神经功能评定

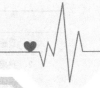

一、心率变异性

心率变异性（Heart Rate Variability，HRV）是指逐次心搏间期的微小差异，它产生于自主神经系统对心脏窦房结的调节，使得心搏间期一般存在几十毫秒的差异和波动。心率变异性的大小反映神经体液因素与窦房结相互作用的平衡关系，也反映自主神经系统交感神经活性与副交感神经活性及其平衡协调的关系。

在副交感神经活性增高或交感神经活性减低时，心率变异性增高，反之相反。通过时域、频率和非线性分析方法来对其进行评价，自主神经系统的活动是不随意的，它与情绪过程有密切的联系。它们之间的关系是当人受到情绪性刺激、所引发情绪的激动度和紧张度增长时，生理唤醒水平和器官激活的程度与提高。

表 5-1　时域数据与频域数据的具体含义

时域数据的具体含义	频域数据的具体含义
M-HR（bpm）心率的平均值	TP（ms^2）HRV 信号频域上小于 0.04 的能量总和
SD-HRT（bpm）心率的标准差	VLF（ms^2）HRV 信号频域上在 0.0033HZ 和 0.04HZ 之间的能量总和
SSNN（ms）间期的标准差	LF（ms^2）HRV 信号频域上在 0.04HZ 和 0.15HZ 之间的能量总和
RMS-SN（ms）相邻 NN 间期差值的均方根	HF（ms^2）HRV 信号频域上在 0.15HZ 和 0.4HZ 之间的能量总和
M-SD（ms）相邻 NN 间期差值的均值	LF/HF LF 频段的能量比
SDSD（ms）相邻 NN 间期差值标准差	LFnorm（nu）归一化的 LF 频段能量
	LFnorm＝100*LF（TP-VLF）
PNN50（%）相邻 NN 间期差值大于 50 毫秒的百分比	HFnorm（nu）归一化的 HF 频段能量
	HFnorm＝100*HF（TP-VLF）

注：以上数据是中华医学会 HRV 研究分会提出的短时 HRV 分析的基础数据。

二、焦虑抑郁量表

（一）自评量表

1. 抑郁自评量表（表 5-2）。

（1）量表介绍

测评方式：自评

表 5-2 抑郁自评量表 SDS

问题	偶尔	有时	经常	持续	评分
1、我感到情绪沮丧，郁闷	1	2	3	4	
2、我感到早晨心情最好	4	3	2	1	
3、我要哭或想哭	1	2	3	4	
4、我夜间睡眠不好	1	2	3	4	
5、我吃饭像平时一样多	4	3	2	1	
6、我的性功能正常	4	3	2	1	
7、我感到体重减轻	1	2	3	4	
8、我为便秘烦恼	1	2	3	4	
9、我的心跳比平时快	1	2	3	4	
10、我无故感到疲劳	1	2	3	4	
11、我的头脑像往常一样清楚	4	3	2	1	
12、我做事情像平时一样不感到困难	4	3	2	1	
13、我坐卧不安，难以保持平静	1	2	3	4	
14、我对未来感到有希望	4	3	2	1	
15、我比平时更容易激怒	1	2	3	4	
16、我觉得决定什么事很容易	4	3	2	1	
17. 我感到自己是有用的和不可缺少的人	4	3	2	1	
18、我的生活很有意义	4	3	2	1	
19、假若我死了别人会过得更好	1	2	3	4	
20、我仍旧喜爱自己平时喜爱的东西	4	3	2	1	

量表功能：抑郁自评量表（Self-rating depression scale，SDS）由 W. K Zung 于 1965 年编制。此评定量表不仅可以帮助诊断是否存在抑郁症状，还可以判定抑郁程度的轻重。因此，一方面可以用来作为辅助诊断的工具，另一方面也可以用来观察在治疗过程中抑郁的病情变化，用来作为疗效的判定指标。但是，此评定量表不能用来判断抑郁的性质，所以不是抑郁症的病因及疾病诊断分类用表。因此，测出有抑郁症之后，应该及时到精神科门诊进行详细地检查、诊断及治疗。

适用人群：用于可能有抑郁症状的成年人。

（2）使用指南

评分说明：每个项目按症状出现的频率分为四级评分，其中 10 个为正向评分，依次评为 1、2、3、4 分；10 个为反向评分，则评为 4、3、2、1 分。将 20 个项目的各个得分相加，即得粗分。标准分等于粗分乘以 1.25 后的整数部分。

评分标准：按照中国常模结果，SDS 标准分的分界值为 53 分，分数越高，抑郁倾向越明显。53～62 分为轻度抑郁；63～72 分为中度抑郁；72 分以上为重度抑郁。

（3）具体测试

指导语：请您阅读以下各个项目，根据您过去一周的情绪状态，选择最合适的答案。对这些问题的回答不要做过多的考虑。

2. 焦虑自评量表（表5-3）

表 5-3　焦虑自评量表 SAS

编号	问题	偶尔	有时	经常	持续	评分
1	我觉得比平常容易紧张和着急	1	2	3	4	
2	我无缘无故地感到害怕	1	2	3	4	
3	我容易心里烦乱或觉得惊恐	1	2	3	4	
4	我觉得我可能要发疯	1	2	3	4	
5	我觉得一切都很好，也不会发生什么不幸	4	3	2	1	
6	我手脚发抖打颤	1	2	3	4	
7	我因为头痛、头颈痛和背痛而苦恼	1	2	3	4	
8	我感觉容易衰弱和疲乏	1	2	3	4	
9	我觉得心平气和，并且容易安静坐着	4	3	2	1	
10	我觉得心跳得很快	1	2	3	4	
11	我因为一阵阵头晕而苦恼	1	2	3	4	
12	我有晕倒发作或觉得要晕倒似的	1	2	3	4	
13	我呼气、吸气都感到很容易	4	3	2	1	
14	我手脚麻木和刺痛	1	2	3	4	
15	我因为胃痛和消化不良而苦恼	1	2	3	4	
16	我常常要小便	1	2	3	4	
17	我的手常常是干燥温暖的	4	3	2	1	
18	我脸红发热	1	2	3	4	
19	我容易入睡，并且一夜睡的很好	4	3	2	1	
20	我做恶梦	1	2	3	4	

（1）量表介绍

测评方式：自评

量表功能：焦虑自评量表（Self-Rating Anixiety Scale SAS）由 W. K Zung 于 1971 年编制。从量表的形式到具体评定的方法，都与抑郁自评量表（SDS）十分相似，它也有 20 个项目，分为 4 级评分，能够较好地反映患者焦虑状态的主观感受。需要注意的是，焦虑是许多疾病的共同症状之一，因此焦虑自评量表（表5-3）的总分值仅能作为一项参考指标，反映焦虑症状的严重程度，而非诊断焦虑的标准。要诊断焦虑需要到精神科门诊进行详细的检查、诊断及治疗。

适用人群：用于可能有焦虑症状的成年人。

（2）使用指南

评分说明：指标为总分。将 20 个项目的各个得分相加，即得粗分。标准分等于粗分乘以 1.25 后的整数部分。

评分标准：根据中国常模，SAS 标准分的分界值为 50 分，分数越高，焦虑倾向越明显。50～59 分为轻度焦虑，60～69 分为中度焦虑，69 分以上为重度焦虑。

（3）具体测试

指导语：请您阅读以下各个项目，根据您过去一周的情绪状态，选择最合适的答案。对这些问题的回答不要做过多的考虑。

3．医院焦虑抑郁量表（表 5-4）

表 5-4　医院焦虑抑郁量表

	题目		评分
A	1. 我感到紧张（或痛苦）	3—几乎所有时候 2—大多数时候 1—有时 0—根本没有	
D	2. 我对以往感兴趣的事情还是有兴趣	0—肯定一样 1—不像以前那样多 2—只有一点儿 3—基本上没有了	
A	3. 我感到有点害怕，好像预感到有什么可怕的事情要发生	3—十分肯定和十分严重 2—是有，但不太严重 1—有一点，但并不使我苦恼 0—根本没有	
D	4. 我能够哈哈大笑，并看到事物好的一面	0—我经常这样 1—现在已经不大这样了 2—现在肯定是不太多了 3—根本没有	
A	5. 我心中充满烦恼	3—大多数时间 2—常常如此 1—有时，但并不经常 0—偶然如此	
D	6. 我感到愉快	3—根本没有 2—并不经常 1—有时 0—偶然如此	
A	7. 我能够安然而轻松地坐着	0—肯定 1—经常 2—并不经常 3—根本没有	

续表

	题目		评分
D	8. 我对自己的仪容（打扮自己）失去兴趣	3—肯定 2—并不像我应该做到的那样关心 1—我可能不是非常关心 0—我仍像以往一样关心	
A	9. 我有点坐立不安，好像感到非要活动不可	3—确实非常多 2—是不少 1—并不很多 0—根本没有	
D	10. 我对一切都是乐观的向前看	0—差不多是这样做的 1—并不完全是这样做的 2—很少这样做 3—几乎从来不这样做	
A	11. 我突然发现恐慌感	3—确实很经常 2—时常 1—并非经常 0—根本没有	
D	12. 我好像感到情绪在逐渐低落	3—几乎所有的时间 2—很经常 1—有时 0—根本没有	
A	13. 我感到有点害怕，好像某个内脏器官变坏了	0—根本没有 1—有时 2—很经常 3—非常经常	
D	14. 我能欣赏一本好书或一项好的广播或电视节目	0—常常 1—有时 2—并非经常 3—很少	
	总分：A-□□ D-□□		

（1）量表介绍

测评方式：自评

量表功能：医院焦虑抑郁量表（（Hospital Anxiety and Depression Scale，HADS）由 Zigmond AS 与 Snaith RP 于 1983 年编制，多用于综合医院患者中焦虑、抑郁情绪的筛查。国外临床非精神科使用此种量表较多，本量表条目少，但针对性强，费时少，用时 5 分钟左右，具有简便有效特点，推荐用于患者心理筛查及干预效果评价。该量表包括 HA 和 HD 两个亚量表，共 14 个条目，其中 7 个条目评定焦虑，7 个条目评定抑郁。各条目分 0～3 四个等级分，得分越高表示焦虑或抑郁症状越严重。

适用人群：用于可能有焦虑或抑郁情绪的成年人。

（2）使用指南

评分说明：本表包括焦虑和抑郁2个亚量表，分别针对焦虑（A）和抑郁（D）问题各7题。

评分标准：在评分时，以8分为起点，即包括可疑及有症状者均为阳性。焦虑和抑郁亚量表的分值区分为：0～7分属无症状；8～10分属可疑存在；11～21分属肯定存在。

（3）具体测试

指导语：请您阅读以下各个项目，根据您过去一周的情绪状态，选择最合适的答案。对这些问题的回答不要做过多的考虑。

（二）他评量表

1. 汉密尔顿抑郁量表（表5-5）

表5-5　汉密顿抑郁量表

	项目		得分
1	抑郁情绪	0—没有 1—只在问到时才诉述 2—在访谈中自发地表达 3—不用言语也可以从表情、姿势、声音或欲哭中流露出这种情绪 4—患者的自发言语和非语言表情动作几乎完全表现为这种情绪	
2	有罪感	0—没有 1—责备自己，感到自己已连累他人 2—认为自己犯了罪，或反复思考以往的过失和错误 3—认为目前的疾病，是对自己错误的惩罚，或有罪恶妄想 4—罪恶妄想伴有指责或威胁性幻觉	
3	自杀	0—没有 1—觉得活着没有意义 2—希望自己已经死去，或常想到与死有关的事 3—消极观念自杀念头 4—有严重自杀行为	
4	入睡困难初段失眠	0—没有 1—主诉有入睡困难，上床半小时后仍不能入睡。要注意平时患者入睡的时间 2—主诉每晚均有入睡困难	
5	睡眠不深中段失眠	0—没有 1—睡眠浅，多恶梦 2—半夜晚12点钟以前曾醒来不包括上厕所	
6	早醒末段失眠	0—没有 1—有早醒，比平时早醒1小时，但能重新入睡应排除平时的习惯 2—早醒后无法重新入睡	

续表

	项目		得分
7	工作和兴趣、旁人的评价	0—没有 1—提问时才诉述 2—自发地直接或间接表达对活动、工作或学习失去兴趣，如感到没精打采，犹豫不决，不能坚持或需强迫自己去工作或活动 3—活动时间减少或成效下降，住院患者每天参加病房劳动或娱乐不满 3 小时 4—因目前的疾病而停止工作，住院者不参加任何活动或者没有他人帮助便不能完成病室日常事务，注意不能凡住院就打 4 分	
8	阻滞（指思维和言语缓慢，注意力难以集中，主动性减退）	0—没有 1—精神检查中发现轻度阻滞 2—精神检查中发现明显阻滞 3—精神检查进行困难 4—完全不能回答问题，木僵	
9	激越（最好是专业人士观察）	0—没有 1—检查时有些心神不定 2—明显心神不定或小动作多 3—不能静坐，检查中曾起立 4—搓手、咬手指、扯头发、咬嘴唇	
10	精神性焦虑	0—没有 1—问及时诉述 2—自发地表达 3—表情和言谈流露出明显忧虑 4—明显惊恐	
11	躯体性焦虑（最好是专业人士观察指焦虑的生理症状，包括：口干、腹胀、腹泻、打呃、腹绞痛、心悸、头痛、过度换气和叹气，以及尿频和出汗）	0—没有 1—轻度 2—中度，有肯定的上述症状 3—重度，上述症状严重，影响生活或需要处理 4—严重影响生活和活动	
12	胃肠道症状	0—没有 1—食欲减退，但不需他人鼓励便自行进食 2—进食需他人催促或请求和需要应用泻药或助消化药	
13	全身症状包括四肢，背部或颈部沉重感，背痛、头痛、肌肉疼痛，全身乏力或疲倦	0—没有 1—轻度 2—中度 3—重度 4—极重度	
14	性症状指性欲减退，月经紊乱等	0—没有 1—轻度 2—重度 3—其他 - 不能肯定或对被评者不适合	
15	疑病	0—没有 1—对身体过分关注 2—反复考虑健康问题 3—有疑病妄想 4—伴幻觉的疑病妄想	

项目		得分
16	体重减轻 按病史评定	0—没有 1—患者诉述可能有体重减轻 2—明确体重减轻，按体重记录评定 3——周内体重减轻超过 0.5 公斤 4——周内体重减轻超过 1 公斤	
17	自知力	0—知道自己有病，表现为抑郁 1—知道自己有病，但归咎伙食太差 - 环境问题 - 工作过忙 - 病毒 　　感染或需要休息 2—完全否认有病	
18	日夜变化如果症状在早晨或傍晚 　　加重，先指出是哪一种，然后 　　按其变化程度评分早上变化评 　　早上，晚上变化评晚上	0—早晨傍晚无区别 1—早晨轻度加重 2—傍晚轻度加重 3—早晨严重加重 4—傍晚严重加重	
19	人格解体或现实解体指非真实感 　　或虚无妄想	0—没有 1—问及才诉述 2—自然诉述 3—有虚无妄想 4—伴幻觉的虚无妄想	
20	偏执症状	0—没有 1—有猜疑 2—有牵连观念 3—有关系妄想或被害妄想 4—伴幻觉的关系妄想或被害妄想	
21	强迫症状指强迫思维和强迫行为	0—没有 1—问及时才诉述 2—自发诉述	
22	能力减退感−旁人的评价	0—没有 1—仅于提问时方引出主观体验 2—患者主动表示有能力减退感 3—需鼓励、指导和安慰才能完成病室日常事务或个人卫生 4—穿衣、梳洗、进食、铺床或个人卫生均需他人协助	
23	绝望感	0—没有 1—有时怀疑"情况是否会好转"，但解释后能接受 2—持续感到"没有希望"，但解释后能接受 3—对未来感到灰心、悲观和失望，解释后不能解除 4—自动地反复诉述"我的病好不了啦"诸如此类的情况	
24	自卑感	0—没有 1—仅在询问时诉述有自卑感我不如他人 2—自动地诉述有自卑感 3—患者主动诉述；"我一无是处"或"低人一等"，与评 2 分者只 　　是程度上的差别 4—自卑感达妄想的程度，例如"我是废物"或类似情况	

（1）量表介绍

测评方式：由经过培训的两名评定者对患者进行 HAMD 联合检查，一般采用交谈与观察的方式，检查结束后，两名评定者分别独立评分。

量表功能：汉密尔顿抑郁量表（Hamilton Depression Scale，HAMD）由 Hamilton 于 1960 年编制，是临床上评定抑郁状态时应用最为普遍的量表。

适用人群：适用于有抑郁症状的成年人。

（2）使用指南

评分说明：HAMD 大部分项目所有项目采用 0～4 分的 5 级评分法，0：无；1：轻度；2：中度；3：重度；4：很重。少数项目评分为 0～2 分 3 级，0：无；1：轻度 - 中度；2：重度。

评分标准：<7 分无抑郁；7～17 分轻度抑郁；18～24 分中度抑郁；>24 分重度抑郁。

（3）具体测试

指导语：询问患者本人，对患者近一个月的表现进行评价，由检查者在每项提问后进行填写。

2. 汉密尔顿焦虑量表（表 5-6）

表 5-6　汉密尔顿焦虑量表

编号	问题	无	轻	中等	重	极重	得分
1	焦虑心境	0	1	2	3	4	
2	紧张	0	1	2	3	4	
3	害怕	0	1	2	3	4	
4	失眠	0	1	2	3	4	
5	认知功能	0	1	2	3	4	
6	抑郁心境	0	1	2	3	4	
7	躯体性焦虑：肌肉系统	0	1	2	3	4	
8	躯体性焦虑：感觉系统	0	1	2	3	4	
9	心血管系统症状	0	1	2	3	4	
10	呼吸系统症状	0	1	2	3	4	
11	胃肠道症状	0	1	2	3	4	
12	生殖泌尿系统症状	0	1	2	3	4	
13	植物神经系统症状	0	1	2	3	4	
14	会谈时行为表现	0	1	2	3	4	

（1）量表介绍

测评方式：由经过培训的两名评定者对患者进行汉密尔顿焦虑量表联合检查，一般采用交谈与观察的方式，检查结束后，两名评定者分别独立评分。

量表功能：汉密尔顿焦虑量表（Hamilton Anxiety Scale，HAMA）由汉密尔顿（Hamilton）于 1959 年编制，是精神科临床中常用的量表之一。HAMA 总分能较好地反映焦虑症状的严重程度，可以用来评价焦虑和抑郁障碍患者焦虑症状的严重程度和对各种药物、心理干预效果的评估。

适用人群：主要用于评定神经症及其他患者的焦虑症状的严重程度，但不适宜于估计各种精神疾病患者的焦虑状态。

（2）使用指南

评分说明：所有项目采用 0～4 分的 5 级评分法，0：无；1：轻度；2：中度；3：重度；4：很重。

评分标准：总分<7 分：没有焦虑症状；总分≥14 分：有轻度焦虑；总分≥21 分：肯定有明显焦虑；总分≥29 分：肯定有焦虑。

（3）具体测试

指导语：询问患者本人，对患者近一个月的表现进行评价，由检查者在每项提问后进行填写。

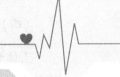

第六章　有　氧　运　动

一、概念

机体在氧气供应比较充足的情况下，能坚持长时间工作的能力，可认为是人体运动中对抗疲劳的能力。许多运动项目都需要持续很长时间，运动员要在竞赛全过程保持特定的运动强度或动作质量就必须具备良好的耐力素质，具备与持续运动过程中不断积累的疲劳对抗的能力。同时，有氧运动也是人类日常生活活动中必不可少的一种运动，可广泛应用于各种心血管疾病康复、各种功能障碍和慢性病患者的全身活动能力训练、中老年人的健身以及缺乏体力活动的文职工作者锻炼，其主要是通过反复进行的以有氧代谢为主的运动，产生肌肉和心血管适应，提高全身耐力性运动能力和心肺功能，改善机体代谢。

二、有氧运动能力的影响因素

（一）神经系统的稳定性

在长时间运动中，神经系统的稳定性既包括中枢神经是否能够保持长时间发出足够的运动神经冲动并募集到足够多的运动单位，也包括自主神经系统的功能状态。在有氧运动项目中，神经系统的稳定性对疲劳具有高度的抵抗能力，不仅影响运动技术动作的稳定性，而且对调节体内物质代谢也有直接作用。

（二）能量物质的储备量

糖原、游离脂肪酸的储备量是决定有氧运动水平的重要因素，一般情况下，在氧供应充足的条件下，体内糖原和游离脂肪酸含量高的运动员所表现出的耐力水平通常较高。体内糖原储备量大标志着运动员在较高强度的负荷下持续运动的潜力大，体内游离脂肪酸含量多则意味着连续工作的能力强。

（三）最大摄氧量的水平

最大摄氧量是衡量运动员有氧耐力的重要客观指标，最大摄氧量是指人体在进行有大量肌肉群参加的力竭性运动中，当运输系统中的各个环节的贮备力都已达到运动员本人最高水平时在单位时间内能摄取的最大氧量。

（四）肌纤维比例

人体骨骼肌中红肌纤维是耐力素质的重要物质基础，结构上具有毛细血管数量多、线粒体多且有氧能力强、糖原储备高、肌球蛋白ATP酶等特点。机能上具有潜伏期长、不易疲劳、持续收缩时间长等特点。

（五）训练的影响

25岁后正常成人，最大摄氧量每10年下降9%，长期从事运动的人下降速率为5%，原因是运动员具有较高的每分输出量，且衰减速度慢。例如耐力训练的人在40岁时能保持相对高的最大摄氧量。

（六）性别的影响

男女之间最大摄氧量存在明显差异。采用绝对值（mL/min）表示时，男子平均最大摄氧量为3000～3500mL/min，世界级耐力运动员达6080～7000mL/min；女子平均值最大摄氧量2000～3200mL/min，世界级耐力运动员可达4000mL/min。

（七）年龄的影响

最大摄氧量值随年龄改变，在青春期前，男孩稍高于女孩。

三、有氧运动的作用

（一）有氧运动对人体心血管系统的影响

有氧运动对心脏的作用大致分为两种：一是可以改善心率变化；二是可以增强心肌力量。心率是反映心脏功能强弱的标志，运动对心脏功能造成影响可以通过心率的变化来进行判断。人体运动对循环功能的主要影响是使心输出量增加，使各组织器官的血流量重新分配，特别是骨骼肌的血流量迅速增加，以满足其代谢增强时的能量供应。心脏具有一定的储备能力，平时心输出量大约只有最大输出量的1/4。有氧运动可增大这种力量，即增大心肌力量，进而增加心输出量，从而提高人体的活动能力。

1. 有氧运动时的心率变化

健康成年人的心率一般为：男65～75次/分，女70～80次/分。长期坚持锻炼的人，安静状态下心率可比正常人略低一些，如田径运动员的心率大多为50次/分左右，马拉松运动员的心率只有40次/分左右，也就是说长年坚持有氧运动能使心率保持在较低水平（安静状态下心率低，说明心脏功能强、潜力大），原因之一就是控制心脏活动能力的中枢神经系统对运动的一种适应性反应；原因之二是心脏容积增大，心脏收缩力加强，使每搏输出量增多的结果。通过对比可以发现运动员心脏负担比较小，因为它每分钟要比正常人少跳 20～30 次，每天可少跳 2～3 万次，每分钟心脏跳动的次数减少也可满足日常生活需要，这说明心脏工作的效率高且节约能量。心脏每次收缩后有一个较长时间的舒张期，从而使心脏得到充分地休息，有效地防止心脏过度疲劳，形成一种自然防御机制。

2．有氧运动时的心搏出量

一般情况下，人体心脏每分钟输出量与心率、每搏输出量的关系是：每分输出量＝心率 × 每搏输出量。下面有两组数据可供比较：

安静状态下：

$$一般人群 4.9L＝70 次 / 分 ×0.07L$$
$$运动员 4.5L＝50 次 / 分 ×0.09L$$

强度运动条件下：

$$一般人群 22L＝195 次 / 分 ×0.113L$$
$$运动员 37L＝195 次 / 分 ×0.19L$$

通过比较可知，安静状态下一般人和运动员的每分输出量相差不大。而当以最大强度运动时，假定两者心率都可达到平均最高值 195 次 / 分，运动员的每搏输出量可以从安静状态时的 0.09L 增加到 0.19L，每分输出量可高达 37L。一般人则由 0.07L 增加到 0.113L，每分输出量可提高到 22L，由此可见二者在心脏储备能力上存在着明显差别，并可以充分说明通过运动锻炼可以增强心脏功能。每搏输出量的增多说明心脏对锻炼的适应性能力得到了提高。

3．提高心肌毛细血管的数量

有氧训练可加大毛细血管的密度和口径，提高心肌对氧的利用。

4．降低心肌耗氧量

有氧训练可以使每分钟的心率降低，骨骼肌的有氧代谢能力增加，出现运动节省化现象，使完成相同的运动负荷时，肌肉对血液供应的需求量下降，因此降低心肌耗氧量。心肌耗氧量等于心率与舒张压的乘积。

（二）对呼吸的影响

呼吸系统与有氧训练引起的心血管系统的变化密切相关。有氧运动中血流增加，使更多氧气运输到运动肌肉中，氧气通过肺泡膜的扩散能力也增强。确切的机制还不清楚，但是有氧训练能够引起这种增加。有氧训练引起呼吸系统的另一个变化与机体利用氧气的能力相关。

（1）急性反应：呼吸系统对有氧运动的反应取决于训练的强度，强度越大，通气需求越高。因为需要氧气供应，所以呼吸频率将会随着运动强度的增加而增加。

（2）慢性反应：呼吸系统的很多成分都能对有氧运动产生反应。包括肺容积的变化、血液的携氧能力和肺的扩散能力。在呼吸系统对长期有氧运动的反应中，所有这些成分都起到了关键的作用。肺对有氧运动产生反应的方式与身体其组织类似。有一项研究，受试者为两名男子马拉松运动员，平均每星期跑 45～70 英里，共坚持 3 年。结果，肺功能得到提高，功能余气量得到改善。然而在其他对健康男性所做的研究中，通气功能没有出现改变。

肺的扩散能力随着运动得到增强，主要是通过增加肺部的血流量来实现的，导致肺部的灌注增加。所以当大量血液流到肺内的时候，单位时间内的气体交换量也会增加，使得更多肺泡发挥作用，这将引起气体交换的增加。肌肉中携氧分子（肌红蛋白）的数量也会随着有氧运动增加。一项研究结果表明，14 周训练之后，肌红蛋白的总量将增加 13%～45%。

（三）有氧运动对代谢的影响

就糖代谢而言，有氧运动可以增加肝释放和肌肉摄取葡萄糖，增加肌细胞膜上胰岛素受体的数量，提高肝脏、骨骼肌细胞和脂肪组织对胰岛素作用的敏感性，及其胰岛素对受体的亲和力，改善胰岛素抵抗，有益于健康人维持正常的血糖和胰岛素敏感性。大量的研究发现，有氧运动可广泛提高机体脂肪分解的速度，其机制在于提高肌肉、肝脏等组织的脂蛋白脂酶（LPL）、肝脂酶（HL）等脂肪分解关键酶的活性。有氧运动还可使动脉硬化的血脂指标下降，如胆固醇、甘油三脂和低密度脂蛋白等。

在血管内皮细胞，胰岛素受体激活后的信号由两条通路介导：一是丝裂原活化白激酶（MAPK）通路，介导缩血管物质内皮素 1（ET1）的释放；二是磷脂酰肌醇 -3-激酶（PI3K）- 蛋白激酶 -B（Akt/ PKB）通路，介导舒血管物质一氧化氮（NO）的释放。在发生胰岛素抵抗时，血管内皮细胞 Akt/PKB 通路下调，MAPK 通路上调，导致 NO 和 ET1 生成失衡，血管张力增大，进而引发心血管疾病。Heidarianpour 等研究发现 10 万跑台运动能够提高链脲霉素诱导的糖尿病大鼠系统胰岛素敏感性，增加皮肤微血管对乙酰胆碱和胰岛素的舒张反应，而 PI3 的阻断剂 wortmannin 能够减弱运动后皮肤微血管对胰岛素的舒张反应。无负重游泳运动也能显著改善老年 SD 大鼠表现出的系统胰岛素抵抗以及离体主动脉对胰岛素的舒张反应下降。这些结果提示，有氧运动增加心肌胰岛素敏感性，上调 PI3K-Akt-eNOS "生存信号" 通路是其减轻心肌缺血 / 再灌注损伤的重要机制。运动的降糖作用，是胰岛素所不能代替的。

（四）有氧运动抑制炎症反应

有氧运动可以通过多种途径抑制炎症反应，改善心血管功能。有氧运动增强免疫细胞的抗炎功能。

（1）巨噬细胞：激活态的巨噬细胞可分为两个极化型，即 M1 型和 M2 型，M1 型主要释放肿瘤坏死因子 -α（TNF-α），白细胞介素 6（IL-6）和 NO，功能以促炎为主；M2 型主要释放 IL-10 和精氨酸酶，功能以抗炎和促进组织修复为主。

（2）调节性 T 细胞：Lowder 等研究表明，4 周中等强度跑台运动（45min/d，3d/周）能够增加小鼠淋巴结 Foxp3＋细胞的数量，同时还能抑制辅助性 T 细胞 1（Th1）的增殖和 Th2 型细胞因子的产生，减轻炎症反应。

有氧运动可降低炎症信号通路活性。

（五）有氧运动改善心肌线粒体功能

1. 有氧运动抑制心肌线粒体活性氧（ROS）异常增多

有氧运动能够有效地抑制损伤过程中 ROS 的异常增多。Judge 等发现，给予大鼠 24 个月的自由运动，能够明显减少心脏肌膜下线粒体和肌原纤维间线粒体过氧化氢的含量，伴随锰超氧化物歧化酶（MnSOD）的活性下降。

2. 有氧运动调节心肌线粒体 mPTP 开放

mPTP 是位于线粒体膜上的非选择性孔道，Marci 等发现，有氧运动增强了 mPTP 对钙离子的耐受性。

（六）改善体成分

有氧训练不仅可以提高机体能量消耗水平，主要是以减少身体中脂肪含量，保持或提高肌肉质量，改善体成分，达到减轻体重的目的。低强度，长时间的运动，可提高脂肪供能的比例，减少体内脂肪的堆积。长时间运动的能量来源为糖和脂肪，运动时间超过 1 小时，消耗脂肪的比例明显提高，运动长于 3 小时，脂肪供能的比例可达到 70%～90%。运动减肥是被认为科学有效的方法。

（七）促进骨钙的合成代谢

在增加骨钙吸收、减少骨质丢失的方法中，有氧运动也被认为是较安全有效的。有氧运动可降低血钙，增加甲状旁腺素（PTH）、25（OH）D_3 的浓度，因而有抑制骨吸收，增加骨合成的作用，因此可以明显增加骨密度。运动使骨密度增加的机理主要在于：机械用力产生对骨的刺激，激活成骨细胞，增强骨的形成；促进性激素的分泌，提高性激素的水平，增加骨骼中的血流量等机制，促进骨骼中钙的合成与代谢，对骨质疏松起到防治的作用。

四、有氧运动治疗的适应证和禁忌证

（一）适应证

（1）不同程度的心肺疾患；

（2）各种代谢性疾病；

（3）其他影响心肺功能的情况如手术或重病后恢复期等；

（4）维持健康，增强体能，延缓衰老。

（二）禁忌证

（1）急性心肌梗死；

（2）不稳定性心绞痛；

（3）Ⅲ度房室阻滞；

（4）不稳定性高血压；

（5）未控制的代谢性疾病。

五、运动处方

（一）基本内容

众所周知有氧运动训练是提高 CRF 最直接有效的方法，也是心血管病患者运动康复的核心内容之一。研究显示运动量与心血管病患者的康复获益存在量效关系，即随着运动量的增加获益越大，但运动量过大有风险。因此必须遵循有氧运动处方以达到安全有效的目的。完整的运动处方内容包括运动方式、强度、时间、频率和注意事项。

1. 运动形式

1）有氧运动模式：应根据患者的年龄、性别、爱好、锻炼习惯等选择适合患者的运动，建议运动者进行有规律的，大肌肉群参与的，所需技巧较低的，至少是中等强度的有氧运动来提高耐力能力。如步行、慢跑、游泳、骑自行车、园艺、家务劳动以及中国传统体育项目（太极、八段锦）等。但对年老体弱者，或有功能障碍的患者，选择力所能及的日常生活活动同样可产生有益的作用。如打扫卫生等。以增进健康为目的的有氧运动，应考虑以下三个条件：恒常运动；有一定节律的持续运动，无呼吸紊乱、憋气现象；近于全身运动，不是局部运动。下表（表 6-1）列举了可以提高或维持有氧耐力的体力活动方式。当健康/体适能专业人员在为运动处方选择运动模式时，应坚持训练的特异性原则。特异性原则在进行不同方式运动时，机体会发生特异的身体适应。

表 6-1　提高体适能的有氧运动模式

运动分组	运动类型	推荐人群	运动举例
A	需要最少技能或体适能的耐力活动	所有成年人	步行，休闲自行车，水中有氧运动，慢舞
B	需要最少技能的较大强度耐力运动	有规律锻炼的成年人和（或）至少中等体适能水平者	慢跑，跑步，划船，有氧健身操，动感单车，椭圆机锻炼，爬台阶
C	需要技能的耐力运动	有技能的成年人和（或）至少中等体适能水平者	游泳，越野滑雪
D	休闲运动	有规律锻炼计划的成年人和（或）至少中等体适能水平者	网球运动，高山速降滑雪，健步旅行

2）有氧运动的类型

（1）持续慢速训练（LSD）：这是用一种运动、一旦达到了指定的训练强度，就一直持续下去，直到运动者不能够将心率维持在计划的范围内才停止。当心率的增加超出靶心率范围时，无氧系统就开始消耗碳水化合物和糖原储备来提供能量，最终会导致疲劳。应该注意，不是所有运动者开始就能达到50%～85%HRR训练带或者连续运动较长时间。严重去条件作用的运动者将需要较低的起点，而且运动强度和时间缓慢增加。

（2）速度训练：对于希望提高心肺耐力的运动者和能够以最大心率范围百分比进行运动的运动者来说，速度训练能够帮助提高最大摄氧量。速度训练通常持续20～30分钟，需要运动者在乳酸阈水平下运动。

（3）间歇训练：间歇训练的名字来源于大强度和小强度运动的交替，间歇训练可以包含短时间大强度（高于乳酸阈）的运动和长时间小强度的运动。还可以只包含大强度的活动，中间安排休息。

（4）循环训练：循环训练是将抗阻训练和心血管训练相结合的训练方式。将短时间的心血管训练放到抗阻训练之间。目的是将心率增加到训练并保持这种水平，从而引起心血管耐力和肌肉耐力的同步提高。不幸的是，大部分关于循环训练多样性的研究都显示，尽管力量增加了，但是最大摄氧量却没有显著提高。

（5）交叉训练：交叉训练是一种结合几种有氧耐力运动形式的训练。为了使交叉训练能够有效维持或提高最大摄氧量，运动强度和运动时间必须足够大。有氧耐力交叉训练有两种方式：①每个训练阶段采用不同的运动方式；②在一组训练中采用几种不同的运动形式。

（6）上肢练习：很多有氧耐力运动主要包含下肢大肌肉的运动。上肢练习变得越来越普遍，通常是心脏康复计划的一部分，游泳运动中上肢起推进作用。如果以%APMHR为基础来制订TRR，那么在上肢运动中必须对APMHR应下调10～13次/分，因为对于给定的运动来说，上肢运动的心率低于下肢运动。结果就是在较低强度下就已经达到了乳酸阈。在上肢运动中可以采用RPE。上肢练习是心血管训练中最不常使用的运动。为了增加多样性，可以在现有的训练计划中加入上肢练习。对于下肢存在外科问题（例如足、膝关节或教关节损伤）的人来说，上肢运动可以提供心血管训练。

2．运动频率

运动有益于健康/体适能，其中体力活动的频率（即每周执行训练计划的天数）起了重要的作用。运动频率取决于运动量的大小，随运动强度而变，运动使机体产生的变化持续时间长达24～48小时，日本池上晴夫的研究结果是：一周运动1次，运动效果不蓄积，肌肉痛和疲劳每次都发生。运动后1波浪线3天身体不适，且易发生肌肉骨骼损伤；一周运动2次，疼痛和疲劳减轻，效果一点一点蓄积，但不显著；一周运动3次，基本上是隔日运动，不仅效果可充分蓄积，也不产生疲劳，如果增加频率为每周4次或5次，效果也相应提高。但每周不能少于2次，少于每周2次的训练不能提高机体有氧耐力。推荐给大多数成年人的运动频率是每周进行 3～5 天的有氧运动。当运动者每周运动超过 3 天时心肺耐力的提高有减缓趋势，如果运动超过 5 天就会出现提高的平台。当运动者每周进行超过 5 天的较大强度运动时，发生肌肉骨骼损伤的可能性会增加，因此不向大多数成年人推荐这种频率的较大强度体力活动。如果训练计划包含多种模式的运动，并且这些运动可以使身体的不同部位受力（如：跑步和骑自行车）或者动员不同的肌群（游泳和跑步），那么可以向一些人群推荐每天进行这类较大强度的活动。推荐的另外一种运动频率是每周进行 3～5 天的中等和较大强度相结合的运动。要保持良好的有氧运动能力，关键是运动习惯性或运动生活化，需坚持不懈地锻炼。

3. 运动强度

有氧运动的运动处方制订核心主要是对运动强度的界定，运动强度与获得的健康 / 体适能益处有着明确的量效反应关系。运动强度过小，达不到训练的效果，运动强度过大，不仅收不到更好的训练效果，还会引起损伤。运动训练的超负荷原则指出，低于最小强度或阈值的运动无法刺激机体的最大摄氧量等生理参数发生改变。但是目前很多的研究结果显示，人们通过运动获益的最小阈强度似乎与多种因素有关，包括运动者的心肺耐力水平、年龄、健康状况、生理差异、基因、日常体力活动，以及社会和心理等因素等。因此，很难为心肺耐力运动准确定义一个通用的最小阈强度。举例来说，运动能力是 11～14METs 的人，需要几乎至少 45%VO$_2$R 的强度来提高 VO$_2$max，但是当一个运动能力低于 11METs 的人做这种强度运动时，并不出现阈值。高水平运动员可能需要做"次极量"（95%～100% VO$_2$ max）的运动来提高他们的 VO$_2$max，但是 70%～80%VO$_2$ max 的运动就可以为中等水平运动员提供有效的刺激。因此有氧耐力训练的运动强度要根据患者的病情、年龄、心肺功能状况、过去运动习惯及要达到的训练及康复目标，制订出适合患者情况的个体化运动强度。国内外多年研究、实践得出"低强度""长时间"的锻炼方式是一种行之有效的耐力训练方法。

有氧训练运动强度的制定有以下几种方法。

（1）无氧阈法（anaerobic threshold AT）：无氧阈是指机体运动过程中清除无氧代谢产物乳酸的能力不能满足机体运动的需要，使乳酸在血液中累积超过某一程度，达到酸中毒水平时的功率水平或需氧量（分别有乳酸无氧阈和通气无氧阈）。在 AT 强度水平的负荷下，患者通过有氧代谢途径提供运动所需要的能量，无需通过无氧糖酵解予以补充，因此体内酸碱内环境稳定，心脏不会"超负荷"工作；此外，此水平的运动训练患者能够维持较长时间，耐受性好，可以明显地提高心肺适能，促进康复，所以有氧耐力训练要以低于无氧阈的水平进行。相反，超过无氧阈，说明机体无氧代谢供能逐渐占优势，运动强度较大，无氧糖酵解激活参与能量合成以补充有氧代谢所提供的能量，导致乳酸堆积及代谢性酸中毒，血浆 K$^+$ 浓度升高，儿茶酚胺水平升高，心率 - 收缩压乘积增大，恶性心律失常和心血管事件风险增加。近年来，国内外研究认为个体乳酸强度是发展有氧耐力训练的最佳强度，是目前公认的制订有氧训练强度的金标准，认为用个体乳酸强度进行耐力训练，既能使呼吸、循环系统机能达到较高水平，最大限度地利用有氧功能。因此 AT 水平的运动训练是安全和有效的，且 AT 点与患者用力程度无关，测试指标比较客观，对于高风险人群优势尤为明显。

（2）最大摄氧量的百分比法（%VO_2 max）：最大摄氧量是国际公认的通用表示运动强度的指标之一，最大摄氧量（maximum oxygenconsumption，VO_2 max）是指人体在极限的肌肉活动下，呼吸、循环功能达到最高水平时单位时间内所摄取和利用的最大氧量，用 L/min 或 ml/kg.min 表示。运动强度越大，吸氧量越大，两者之间的关系相对固定。可由最大心输出量与最大动静脉氧差相乘计算出来，但通过症状限制性运动试验时收集的代谢气体直接测得的更为准确，VO_2 max 受年龄、性别、有氧运动水平、遗传和疾病的影响。为了提高有氧耐力，目前推荐以 50%～85%VO_2 max 强度为有氧耐力训练强度，40%～65%VO_2 max 强度的运动更适合于心脏病患者及老年人。计算方法为 VO_2R ＝（VO_2 max-VO_2rest）×% 期望强度＋VO_2rest

例如：VO_2R 法

可用的数据：VO_2max＝30mL/（kg·min）；VO_2rest＝3.5mL/（kg·min）

计划运动强度范围：50%～60%

按照公式计算

靶 VO_2R 上限＝（30－3.5）×0.6＋3.5＝19.4mL/（kg·min）

靶 VO_2R 下限＝（30－3.5）×0.5＋3.5＝16.8mL/（kg·min）

靶 VO_2R 范围：16.8～19.4mL/（kg·min）

（3）峰值摄氧量法：peakVO_2 不仅是目前公认的评估 CRF 的"金标准"，也是制定有氧运动强度的常用指标。运动强度为 peakVO_2 乘以强度系数。

（4）心率储备法

目标运动强度心率＝（峰值心率－静息心率）× 运动强度＋静息心率。峰值心率指机体运动至力竭时每分钟的心跳次数（maximum heart rate，HRmax）。可在极量运动试验中直接测得，也可根据公式计算。在运动处方中常以靶心率（target heart rate，THR）或目标心率来控制运动强度，靶心率即在运动过程中安全有效的应该达到的适宜心率，计算靶心率有两种方法：

① 直接最大心率百分比法：年龄预计最大心率＝220－年龄

② 储备心率法：储备心率＝最大心率（HRmax）－安静心率（HRrest）

靶心率＝（年龄预计最大心率－安静心率）× 期望强度＋安静心率。

两种计算结果类似，对心脏病患者及老年人靶心率应适当降低，最高心率的百分比是一种比较简单的控制运动强度的方法。但心率的使用有一定的局限性。同样的强度运动，不同的人心率并不相同，存在一定的个体差异。不过，对于同一个人在一定时期内心率和运动强度是成正比的。因此，我们在制订运动强度时应针对不同的情况随时调整运动强度。

例如：HRR 法

可用的数据：HRrest：70 次 / 分；HRmax：180 次 / 分

计划运动强度范围：50%～60%

按照公式计算 HRR＝（180－70 次 / 分）＝110 次 / 分

计算 THR 下限：THR＝110×0.5＋70＝125 次 / 分

计算 THR 上限：THR＝110×0.6＋70 次 / 分＝136 次 / 分

THR 范围：125～136 次 / 分

（5）代谢当量数（METs）：代谢当量（metabolic equivalence）是指单位时间内每千克体重的耗氧量，以 mL/kg·min 表示，IMET＝3.5mL/kg/min，即每千克体重从事 1 分钟活动消耗 3.5mL 氧气。因此它与最大摄氧量有同等含义，是运动训练和康复医学中常用的运动强度指标。在制订运动处方时，应根据个人不同的心脏功能水平，选择适当的运动强度。一般认为 2～7METs 的运动强度适宜有氧耐力训练。日常生活活动及各项体育运动对应的 METs 值，见表 6-2，可据此选择适合患者情况的活动进行训练。

表 6-2　日常生活活动及各项体育运动对应的 METs 值

METs	平板运动试验	踏车运动试验	自理活动	家务活动	娱乐活动	职业活动
1～2	--	--	卧床休息、坐位、立位进餐、说话、更衣洗脸，1.7km/h步行，坐位乘飞机、驱动轮椅	用手缝纫、扫地、织毛衣，擦拭家具	看电视、听广播、下棋，坐位绘画	事务性工作、修表、打字，计算机操作
2～3	2.5km/h, 0%	--	稍慢的平进步行（3.2km/h），骑自行车（8km/h），床边坐马桶，立位乘车	削土豆皮、揉面团、洗小件衣服、扫床、擦玻璃、收拾庭院、机器缝纫，洗衣餐具	开汽车、划船（4km/h）、骑马慢行，弹钢琴（弦乐器）	修车（电器、鞋）、裁缝、门卫、保姆、印刷工、售货员，饭店服务员
3～4	--	25W	普通平地步行（4km/h），骑自行车（10km/h），淋浴	整理床铺、拖地、用手拧干衣服，挂衣服，做饭	广播操、钓鱼、拉风琴	出租车司机、瓦工、锁匠、焊工、耕地、组装机器
4～5	2.5km/h, 10%	50W	稍快的平步行（5km/h）、骑自行车（13km/h）、下楼，洗澡	购物（轻东西）、铲除草	跳舞、园艺、打乒乓球、游泳（18.3m/min）	轻农活、贴壁纸、建筑工人（室外）、木工（轻活）、油漆工
5～6	3.5km/h, 10%	75W	快速平地步行（5.5km/h）、骑自行车（17.5km/h）	掘松土、育儿	骑快马、滑冰（14.5km/h）	农活、木工、养路工、采煤工
6～7	4.5km/h, 10%	100W	慢跑（4～5km/h）、骑自行车（17.5km/h）	劈柴、扫雪	网球（单打）、轻滑雪	修路工程、水泥工、伐木工

续表

METs	平板运动试验	踏车运动试验	自理活动	家务活动	娱乐活动	职业活动
7~8	5.5km/h，10%	125W	慢跑（8km/h）骑自行车（19km/h）	用铁锹挖沟、搬运（<36kg 的重物）	登山、骑马飞奔、游泳、滑雪、打篮球	放牧、刨工
>8	5.5km/h，14%	150W	连续上 10 层楼梯、慢跑（8.9km/h）	——	各种体育比赛	炉前工（用铁锹铲煤>16kg/min）

（6）自觉劳累程度分级：Borg 建立的自觉劳累程度分级量表（rating of perceived exertions，RPE，表 6-3）是受试者主观报告的疲劳程度，与前述客观检查和计算的各项指标有良好的相关关系。可用来表示有氧耐力训练的运动强度，RPE 分级量表中有点累（13）和累（15）级分别相当于 60%～90% HRmax 范围的运动。因此 RPE 量表中 12～15 级为有氧耐力训练推荐运动强度。

表 6-3　自主感觉劳累分级表（RPE）

Borg 计分	自我理解的用力程度	Borg 计分	自我理解的用力程度
6	非常非常轻	14	有点用力
7		15	用力
8		16	
9	很轻	17	很用力
10		18	
11	轻	19	非常非常用力
12		20	
13	有点用力		

4．运动时间（持续时间）

运动时间（持续时间）是指一段时间内进行体力活动的总时间（即每次训练课的时间、每天或每周的时间）。运动持续时间应结合运动强度、患者健康状况及体力适应情况而定。运动强度与运动持续时间的积为运动量，如果运动强度较高，运动可持续较短时间，反之运动强度低，可进行稍长时间的运动活动，这样才能产生运动效果。对大多数成年人推荐的运动量是，每天累计进行至少 30～60 分钟（每周至少 150 分钟）的中等强度运动，或每天至少 20～60 分钟（每周至少 75 分钟）的较大强度运动，或中等和较大强度运动相结合的运动。患者健康状况好，体力适应较好，可采用较长时间的活动，而体力衰弱、高龄、有病的患者可采用短时间，一日多次，累积运动时间的方式活动。每天的运动时间不足 20 分钟对健康也是有益的，尤其是那些以前经常处于静坐少动状态的人。也可以通过一天中几次至少持续 10 分钟的活动累计完成。虽然体适能极低的人可能对不足 10 分钟的活动也能产生良好的适应，但仍需要更多研究来确定这种短时间运动的有效性。在运动前应做 5～10 分钟准备活动，运动结束后做

5～15 分钟整理活动。

有氧运动处方总结见表 6-4。

表 6-4　有氧运动处方总结

FITT	证据支持的有氧运动推荐
频率	中等强度运动每周不少于 5 天，或较大强度运动每周不少于 3 天，或中等强度加较大强度运动每周不少于 3～5 天
强度	推荐大多数成人进行中等和 / 或较大强度运动。轻到中等强度运动可使非健康个体获益
持续时间	推荐大多数成人进行每天 30～60 分钟的中等强度运动，或 20～60 分钟的较大强度运动，或中等到较大强度相结合的运动 每天小于 20 分钟的运动也可使静坐少动人群获益
类型模式	推荐进行规律的有目标的、能动用主要肌肉群、表现为持续有节律性的运动
模式	运动可以是每天一次性达到推荐的运动量，也可以是每次不少于 10 分钟的运动时间的累计 每次少于 10 分钟的运动适用于健康状况差的患者

5. 注意事项

（1）用规范的方法确定运动强度：如通常用标准踏车试验或平板运动试验测定 VO_2max。

（2）训练前进行必要的功能检查及临床评估，确定无禁忌证后再开始锻炼。

（3）注意循序渐进参加有氧耐力训练：训练进程分开始阶段、改善阶段和维持阶段，训练者要遵循这个规律，从小量开始逐渐适应后，再进一步按运动处方量进行锻炼。

（4）持之以恒：有氧耐力训练需长期坚持，才能对机休产生良性作用。

（5）注意季节，环境变换对训练的影响：天气变换时注意选择合适的时间，地点进行锻炼。

（6）注意防止发生运动损伤：锻炼应在康复医师监督指导下进行锻炼，根据情况随时调整运动方案，逐渐适应后，可进展到定期检查指导训练。

（7）因人而异：针对不同疾病、不同人群、不同训练目的制订个性化的有氧运动处方。且应考虑运动者的运动习惯、爱好、年龄及性别等因素。

（8）运动前、运动中、运动后都应注意补充液体，防止水分丢失。

（9）运动前注意热身，运动后放松，注意穿合适的衣服及鞋子。

参 考 文 献

[1] 陈建. 运动康复技术学 [M]. 北京：北京体育大学出版社，2016.

[2] 侯作旭，有氧运动的心血管保护机制及其研究进展 [J]. 生理科学进展，2014，45（4）：267-270.

[3] 李善华，屈红林. 运动医学与运动疗法 [J]. 中国组织工程研究与临床康复，2007，11（45）：9194-9197

［4］ 陆宇榕，王印，陈永浩. 体育文化与健康教育探究［M］. 北京：新华出版社，2018.

［5］ 彭峰林，邓树勋. 有氧运动健身的生物学机制［J］. 中国临床康复，2006，10（40）：139-141.

［6］ 徐晓阳. 有氧运动的健身价值研究进展［J］. 体育学刊，2004，11（5）：52-54.

［7］ 杨宝莲，王芳. 有氧运动对人体的影响及有氧运动处方设计［J］. 保险职业学院学报，2013，27（6）：93-94.

［8］ 美国运动医学会. ACSM 运动测试与运动处方指南［M］. 9 版. 王正珍译. 北京：北京体育大学出版社，2015.

［9］ EARLE R. NSCA's Essentials of Personal Training [M]. Human Kinetics, 2012.

［10］ GARBER CE, BLISSMER B, DESCHENES MR, et al. American College of Sports Medicine position stand. Quantity and quality of exercise for developing and maintaining eardiorespiratory, museuloskeletal, and neuromotor fitness in apparently healthy adults: guidance for prescribing exercise [J]. Med Sci Sports Exercise, 2011 (43): 1334-1359.

第七章 抗 阻 训 练

一、抗阻训练的概念

抗阻训练也常被称为力量训练（目前国内也有称其为阻抗训练），通常指身体克服阻力以达到肌肉增粗和力量增加的过程。长期以来，被作为增长肌肉体积、耐力和力量的有效方法，抗阻训练是全面身体锻炼不可缺少的一部分，其主要目的是训练人体的肌肉。研究发现，抗阻训练能延缓肌肉老化，改善速度、平衡性、协调性、弹跳力、柔韧性及其他运动方面的素质，提高基础代谢率，促进能量消耗，减少身体脂肪堆积，从而有效地预防和减少随年龄增长而易于出现的摔倒和骨折等现象。同时，它在预防慢性病方面的作用近年来逐渐被人们发现和重视。

二、抗阻训练的发展过程

有关肌力的研究与某些类型的抗阻训练可追溯到古代数千年前，公元前约 2500 年，古埃及陵墓上的壁画已呈现出各种类型的肌力。由于战争频繁，公元前约 1122—255 年，可见到中国将肌力测试用于军事目的。大家更熟悉的应为古希腊在公元前约 6 世纪的盛世，雅巴达为组建一支强而有利的军队所进行的一系列训练。随着奥林匹克运动会的举办，越来越多的人为了增进体能而进行训练。在此之前，人们普遍认为抗阻训练对健康有害，对运动员比赛成绩的提高也无任何帮助。人类开始科学地探索抗阻训练却是始于 19 世纪中期 DeLorme 和 Watkins 的研究工作。二战结束后，DeLorme 和 Watkins 阐述了渐进式抗阻训练对于士兵战后康复提高肌肉力量和肌肉肥大的重要性。在 19 世纪 20 年代，Charles Atlas 开始推广抗阻训练以增加力量和肌肉肥大。19 世纪 30 年代，Hoffman 首次使用抗阻训练提高运动员的能力。19 世纪 50 年代，第一篇关于抗阻训练的论文发布。1955 年，Alvin Roy's 采用抗阻训练对高中足球队进行训练，帮助他们成为冠军。自此，抗阻训练成为运动员训练计划中的重要手段。

美国运动医学会（ACSM）自 20 世纪 90 年代开始制定和不断修订抗阻训练方面的推荐方案，其过程也是经历了从笼统无针对性到详细分类有科学依据。从 1990—2011 年，ACSM 先后 5 次公布 / 修订了健康成年人进行抗阻训练的推荐方案，最开始的两次是包括在关于如何提高和维持成年人心血管系统、呼吸系统和骨骼肌系统健康的综合性推荐方案中的。1990年，ACSM提出训练效果是决定于运动的强度、时间和频率3方面的因素。2002年，ACSM首次为不同水平的抗阻运动练习者分别提供了详细的训练推荐方案，ACSM 2010年推荐所有成年人每周对每一个大肌群进行2～3次抗阻训练，并且同一肌群练习的时间应间隔至少48小时；类型为超过一个肌群的多关节抗阻训练，同时发展主动肌和拮抗肌，训练中也可以包括动员主要肌群的单关节运动；在训练量方面，推荐成年人提高肌肉适能的运动处方为每一肌群练习2～4组，每组8～12次，组间休息2～3分钟；推荐老年人和几乎丧失体适能的人进行一组或多组，每组重复10～15次的中等强度（如60%～70%1RM）的抗阻练习。

三、抗阻训练对机体的影响

（一）抗阻训练对心血管代谢的影响

大量流行病学资料证实血脂代谢的改善能降低心血管疾病的死亡率，适当地运动能明显改善血脂水平，使血脂及低密度蛋白降低，而抗阻训练不仅使心脏在形态和机能上产生良好适应，而且也可使调节机能得到改善。Fahlman等研究显示，抗阻训练和有氧耐力训练的高密度脂蛋白（HDL-C）均升高，同时血浆甘油三酯（TG）都明显降低，但抗阻练习优于有氧运动。而且循环抗阻训练可有效提高心脏的泵血机能，降低动脉血压，改善组织微循环状况。抗阻训练也可以促进心血管健康，诱导心脏的保护机制。具体来说，抗阻训练促进了静息收缩压（SBP）和舒张压（DBP）的降低，虽然抗阻训练不会直接增加最大摄氧量，但是可以作为心血管训练的一个重要辅助手段。抗阻训练主要依赖无氧代谢来产生肌肉收缩所需的ATP，引起毛细血管数量的增加，所以尽管肌肉体积增加，但是毛细血管的供应还是能够得到维持。肌红蛋白和线粒体的浓度都会随着抗阻训练而减小。

（二）抗阻训练对体成分的影响

1. 抗阻训练对体重控制的影响

抗阻训练可以改变身体成分，增加身体肌肉含量，提高基础代谢率，从而增加能量的消耗以达到减少脂肪的目的。抗阻训练改变了身体脂肪组织和肌肉组织的平衡关系，能转化更多的肌肉蛋白，从而提高静息代谢率，静息代谢率和肌肉组织丧失密切相关，理论上增加1公斤肌肉组织，能使静息代谢率升高大约21大卡/公斤。抗阻训练对体重控制的影响与其训练模式有着重要的关系，高负荷抗阻训练主要是增加肌肉的质量，提高肌肉的最大力量和爆发力，而低负荷多次数的抗阻训练则表现为降低脂肪含量提高肌肉耐力的作用。

2. 抗阻训练对内脏脂肪组织的影响

抗阻训练对降低内脏脂肪具有良好的效果，研究结果表明抗阻训练能增加肌肉组织，增加肌肉力量，调动腹部的内脏和皮下脂肪组织。另外，体重过重和过于肥胖的老年人，抗阻训练能降低运动诱导的氧化应激和同型半胱氨酸水平，从而降低患心血管疾病的危险。

将身体分为脂肪和瘦体重（FFM）。FFM 是由肌肉、骨和结缔组织组成的。抗阻训练能够影响所有这些成分，所以抗阻训练引起肌肉增粗，直接影响身体成分。也就是说，抗阻训练增加 FFM 并且降低体脂百分含量，大运动量的训练消耗较多的卡路里。另外，抗阻训练能提高恢复期的能量消耗，从而进一步促进脂肪的流失。抗阻训练的一个额外好处就是 FFM 增加，尤其是肌肉重量增加，能够增加基础代谢率和每天的能量消耗总量。因为肌组织具有较高的代谢率。也就是说，因为肌肉的正常安静能量需要增加了，肌肉量增加的人在安静状态下以及全天都会燃烧更多的卡路里。

（三）抗阻训练对血脂的影响

运动对血脂影响的机制目前还不清楚，有人认为，运动可以提高卵磷脂胆固醇脂酰基转移酶（LCAT）和脂蛋白脂肪酶的活性，有利于 HDL-C 对胆固醇的逆向转运及清除。表明渐进性抗阻运动作为一种运动形式，能更好地改善脂质代谢，降低血脂水平。

（四）抗阻训练对血糖的影响

胰岛素抵抗被认为是导致体内代谢异常及心血管系统疾病的"共同土壤"。胰岛素抵抗、血糖浓度升高，糖耐量减低是 2 型糖尿病的发病机理，也是心血管疾病的主要特征。抗阻训练通过增加肌肉量，提高健康个体以及糖尿病患者或胰岛素抵抗个体的血糖和胰岛素对于糖负荷的反应。另外发现抗阻训练还能降低糖尿病个体的糖化血红蛋白（HbA1c）水平，且与年龄无关。同时由于骨骼肌是人体最大的代谢器官，而抗阻训练可以增加骨骼肌含量，加大骨骼肌对糖的吸收，改善骨骼肌对胰岛素的敏感性。有研究证明肌肉收缩和低氧均可以动员葡萄糖转运蛋白 -4（GLUT-4）由细胞内部转移到细胞膜表面，而抗阻训练的供能特点能使肌肉在收缩的同时还可以有效造成肌细胞内部低氧环境的产生，而且骨骼肌收缩可以不依赖于胰岛素的作用影响 GLUT-4 的转位，有助于肌肉对糖的吸收。美国运动医学协会（ASCM）和糖尿病协会（ADA）已经推荐把抗阻训练纳入到糖尿病治疗的运动方案中。

（五）抗阻训练对血压的影响

Cornelissen 发现抗阻训练可以对血压产生影响，其中收缩压平均降低 3.3mmHg，舒张压平均降低 3.5mmHg。虽然血压的降幅并不大，但收缩压平均每下降 3mmHg 可以使心脏病发病率降低 5%～9%，中风发病率降低 8%～14%，全因死亡率降低 4%。

抗阻训练降低血压的机制可能与提高阻力血管内皮功能有关。美国心脏病协会和运动医学协会把抗阻训练作为预防和治疗高血压的一部分。

（六）抗阻训练对骨密度的影响

研究显示青年人和年长者的抗阻训练与骨矿密度（BMD）增高呈正相关，抗阻训练能有效改善老年人增龄性肌肉力量减退，预防中老年女性人群摔倒和降低骨折风险指数。同时，虚弱的老年人能从渐进性抗阻训练中获得益处，防止骨密度下降，改善灵敏性和平衡性。力量训练可作为大强度抗阻训练的有效补充手段以促进普通人肌肉肥大和肌力增长。

（七）增加肌肉力量与肌肥大

抗阻训练后肌肉力量增加是神经－肌肉共同作用的结果，因此抗阻训练使肌肉力量增加的效果可以通过神经和肌肉两个方面进行理解。总体上，抗阻训练所引起的神经适应，可能的变化包括增加运动时运动单位动员的数量、增加运动神经元发放冲动的强度和频率、增强运动单位之间的协调性等，神经系统通过改变激活运动单位的数量或改变运动单位激活程度来调节肌肉产生的力量大小。一定负荷下训练肌肉可募集尽可能多的运动单位参加活动，增大了肌肉力量的同时，提高了肌纤维与神经之间的协调性，这些适应最终都能够表现为肌肉收缩时产生的力矩增加。力量训练对肌体产生的机械刺激，是运动训练诱导肌肉力量和功率产生生理性适应的基础。这种生理性适应一般表现为神经性适应。肌肉力量的增长不仅取决于肌肉的体积（或横断面积），也取决于神经系统合理动员肌肉的能力。力量训练的初期，神经系统会发生适应性的改变，诱导肌肉系统发生适应，以完成对肌肉的最佳控制。

研究发现，在大负重抗阻训练后，男女练习者的血清生长激素水平都显著增加，男性练习者的血清睾酮水平显著增加。由于生长激素和睾酮都是合成代谢激素，因此急性运动诱导的激素水平增加可能会对肌肉质量增加起到促进作用。近年来对肌卫星细胞的研究表明，分布于肌细胞外膜与基膜之间的肌卫星细胞，在肌肉受到损伤刺激时会被激活，转化成为成肌细胞，或融合于现有肌纤维，或形成新生肌纤维，参与肌肉的修复和生长。抗阻训练导致的肌纤维微细损伤会启动这一过程，最终成为肌肉体积增大的因素。有报道显示，抗阻训练后肌肉局部生长因子浓度增加，Notch1 和 Hes6 基因表达增加，提示抗阻训练可能通过这些途径激活肌卫星细胞.

抗阻训练中出现各种细胞适应。包括无氧酶数量的变化、能源物质储备的变化（例如糖原和磷酸原）、肌原纤维蛋白质含量的增加（也就是肌动蛋白和肌球蛋白增加）和肌肉非收缩蛋白质的增加。另外，中枢和外周神经系统的重要变化有助于动员运动单位产生特殊的力和功率。而且，其他生理系统（内分泌、免疫和心血管系统）产生各种变化来支持神经肌肉对抗训练产生的适应。

四、抗阻训练的形式

抗阻训练分为稳定抗阻训练和不稳定抗阻训练。稳定抗阻训练一般包括组合器材、自由重量以及自身体重训练。不稳定抗阻训练（Instability Resistance Training，IRT）是指在不稳定的平面或者使用能够为训练提供不稳定因素的设备，利用自身重力或者外部负荷进行抗阻训练的一种方法。瑞士球、博苏球等各种球类以及泡沫轴、悬吊系统、沙子、水等都可以提供不稳定平面，此外还可以通过单侧身体的负重以及改变身体与地面的接触面积实现不稳定抗阻训练。早在第二次世界大战之前，已经有物理治疗师运用球类将不稳定因素融入康复治疗中，起初主要用于神经肌肉的系统训练，现在已经广泛用于健身、康复以及运动员的日常训练。

（一）组合器材

采用组合器材进行训练便于身体在稳定状态下进行抗阻训练，减小训练风险等。因为使用组合器材进行训练时，阻力是通过设定和引导的方式获得的，对身体的稳定性、控制和对运动多维速度要求较低。由于人体运动呈现出很大的差异性，诸如运动时的力臂、肢体长度等方面，组合器材只能满足一般的力的曲线，不能满足所有运动的力的曲线，特别是力—速度曲线。采用组合器材进行训练过程中的速度不得不保持恒定，以使整个运动过程中参与的肌肉获得理想的负荷，不利于训练运动中的神经肌肉控制，也不利于铸造运动员真正所需要的运动模式。器械抗阻训练器常见的有飞鸟训练器、肩推举训练器，下肢屈伸训练器。

（二）自由重量训练

自由重量训练包括哑铃、壶铃、实心球、药球、弹力带、身体体重以及增加身体体重的重力背心等。自由重量有利于调动多关节、多肌肉群参与运动，适用于多个维度的力量—速度曲线，便于实现动作在人体三个面之间的转换，而且不受力臂的限制等。尤其是自由重量中的弹力带可以实现模仿多种专项运动模式，减小惯性和器材重力的影响。弹力带的拉长程度与肌肉的伸长度呈比例递增，使肌力训练更高效。同时阻力的方向完全由弹力带的拉力方向决定，使关节承受的压力降至最低，避免训练造成其他部位损伤，有利于神经肌肉的重建，实现关节的稳定性，激活神经肌肉功能，增强动作的有效控制。弹力带训练主要针对肌肉力量和耐力，重点加强骨骼肌运动对心率的调节能力。适用于肌肉张力异常、平衡与步态异常、心血管与呼吸系统异常、功能性受限人群。自由重量还可用于运动康复，特别利于有伤病的运动员进行神经肌肉的重建。如膝关节、肘关节以及腕关节的康复体能训练都广泛采用弹力带等功能性训练的器材进行全方位力量训练，以实现关节的稳定性，同时激活神经肌肉功能实现动作的高效控制。另外，自由重量能够实现在稳定平面的非稳定性刺激，实现在人体三个解剖面进行灵活的转换运动，使本体感受功能和动力链反馈更接近于竞技运动和一般日常生活的动作。美国 Boyer、Carter 等学者通过对年轻运动员进行实验发现：使用诸如哑铃、壶铃进行抗阻训练获得的最大力量转化为组合器材训练上的训练效果比在组合器材上的训练效果转化为自由重量下的训练效果更好。

（三）悬吊康复治疗技术

悬吊康复治疗技术（Sling Exercise Therapy，SET）是以持久改善肌肉骨骼疾病为目的，应用主动治疗和训练的概念集合，主动训练和康复治疗为关键要素。通过全身性悬吊及独特的主动治疗方式进行的核心稳定性训练。使人体在不稳定状态下进行针对性训练，促进躯干核心肌肉收缩，提高本体感觉能力；通过肌肉放松、增加关节活动范围、牵引、训练稳定肌肉系统、感觉运动协调训练、开链运动和闭链运动及活动肌动力训练等治疗骨骼肌肉等疾病。不稳定条件下运动对核心肌群的刺激更有效，肌肉需要募集更多的运动单位参与动作完成，有助于肌肉力量训练。悬吊训练可增加关节活动范围、放松肌肉、训练肌肉力量和提高心肺耐力，其训练多样化，是良好的健身训练方法。

五、抗阻训练的方法

（一）由轻到重的训练

常见的为渐进性抗阻训练法（Progressive Resistance Exercise，PRE），在训练过程中不断增加阻力负荷，刺激肌肉产生连续适应进而提高力量的过程，可采用超过正常活动时对抗的阻力或增加运动时间和频率的方法进行训练。近年来，人们已经从不同形式的 PRE 获得益处，如职业运动员可以用来提高运动成绩，普通人用来保持健康，外伤患者或运动损伤者可以用来进行机体康复等。适当的 PRE 让机体对同等负荷的心率反应性降低、升高舒张压、降低左室舒张末容积（室壁张力），进而改善心肌灌注，增强运动能力。实际操作为训练前先测定需要训练的肌或肌群通过规定范围对抗最大阻力完成 10 次动作的最大重量，这个量称作 10RM，以该极限量为基准，分 3 组训练。第一组采用 50% 的 10RM 重量，重复进行 10 次锻炼；第 2 组采用 75% 的 10RM 重量，重复练习 10 次；第三组采用 100% 的 10RM 重量，重复练习 10 次。也有将上述训练分为 4 组，分别以 10RM 的 25%、50%、75% 和 100% 重量，每组重复练习 10 次。每组训练之间可休息一分钟，每日只进行一次训练。其中前几组可作为最后一组的准备活动。每周重新测定一次 10RM，作为下周训练的基准。此种方法对增加肌力有效。其特点有：

（1）负荷量逐渐增加在最大负荷量已经决定的情况下，运动生理学的研究证实从小量开始相当于训练有个"热身"过程，较为合理；反之，如果一开始即用最大量，易于引起肌损伤，故在 PRE 中，采用从小量开始的方法。

（2）小负荷、多重复的方法只能训练耐力；而大负荷、少重复的方法才能训练肌力，因此在 PRE 中，采用大负荷、少重复的方法。

（二）固定负荷／反复次数训练

固定负荷／反复次数训练指所有组的负荷和反复次数相同。对增加肌力、肌肥大和肌耐力非常有效。

（三）等长抗阻运动

等长收缩训练是增强肌力最有效的方法。肌肉收缩时，没有可见的肌肉缩短或关节运动，虽然肌肉没有做功，但肌肉能产生相当大的张力，因此能增加力量。如骨折手术后石膏制动的早期训练中，为避免给损伤部位造成不良影响，可选用这种方法进行肌力增强训练。具体方法为：指导患者全力收缩肌肉并维持 5~10 秒，重复 3 次，中间休息 2~3 分钟，每天训练一次。为增加关节活动全范围内的肌力，需把关节置于不同角度分别训练。

（四）超等长收缩法（Plyometric Exercises）

美国田径教练 Fred Wilt 于 20 世纪 70 年代提出，又称弹性力量训练法或反射性力量训练方法，即利用预拉长肌肉或先反向运动而实现快速、有力的运动效果。在超等长收缩中，肌梭受到快速牵拉的刺激，引起了反射性肌肉活动，从而动员更多的运动单位参与收缩增加了主动肌的收缩作用，从而增加了肌肉产生的力。

（五）循环抗阻训练方法

循环训练（Circuit Training）是指根据训练的目的和具体任务，建立若干练习站或练习点，运动员按规定的顺序和路线，依次循环完成每站所规定的练习内容和要求的训练方法，是一种综合形式的练习方法。练习者按规定顺序、路线以一定的负荷、时间完成每个练习，做到规定次数后即快速转换到下站进行练习，循环往复，周而复始，因此称为循环训练。这种训练方法将传统的体育游戏转变成为一种新型的运动形式，主要以强身健体为目的，以身体训练为手段。

（六）由重到轻的训练

减少每组的重量，维持或增加反复次数，优点是最重的一组先进行疲劳程度可能最小。理论上可以提供最佳肌力训练的刺激，但可能缺少适当的热身准备，因此需谨慎小心。

六、抗阻训练运动处方

抗阻训练处方的制订比有氧耐力训练更为复杂，涉及运动的负荷因素较多，包括运动强度、时间、频率、组数、重复次数、间歇时间等因素的控制均影响运动效果。抗阻训练应当循序渐进、因人而异、全面锻炼主要肌群、保证足够强度和量，以实现增长肌肉力量、耐力和维持去脂体重的目的。ACSM 推荐的方案是全身主要肌群参与每周 2～3 次、每次至少 1 组、每组 8～10 次重复的抗阻训练，中老年和身体虚弱者采用 10～15 次重复。这是目前多数研究中制定抗阻训练处方时依据的总原则。

1. 肌肉收缩模式（Muscle Action）

无论是初学者、中阶还是高阶水平的抗阻运动练习者，建议训练方案中应包括向心、离心和等长肌肉收缩运动。

2. 训练量（Volume）

在抗阻训练中，训练量有两种不同的定义：一次训练中的负荷总量（也就是总次数乘以负荷重量）或一次训练中完成的总次数（也就是每组运动的次数乘以组数），我们的训练量也应在训练目标基础上安排（表 7-1）。ACSM 对于普通人群力量训练推荐的标准是主要肌群（上肢、肩、胸、腹、背髋和下肢）每周 2～3 次，每次至少 1 组 8～10RM 的锻炼。依据以下 3 个因素而制定的。首先，很重要的一点就是完成一次全面锻炼的时间。其次，增加训练频率和 / 或训练组数对身体体能的影响差别很小。最后，从安全的角度考虑，大负荷、小 RM 的多组运动方案增加关节损伤的危险和中老年人群心血管意外的危险性。训练量的改变可以通过改变不同的训练变量来实现，包括每次训练练习的不同动作种数、每次训练练习的组数和每组练习时动作重复的次数。由 ACSM、美国心脏协会（AHA）和美国心肺康复学会（AAVCPR）推荐的抗阻运动指导原则中采取的运动组数很显然是直接针对健康成人和临床人群，反映了获得和保持健康所需要的最合理有效的运动标准的研究成果。现有的理论认为，单组运动花费时间少，人们易于长期坚持，而每次超过 1 小时的运动（2～3 组以上）则会导致较多的运动者中途退出。

表 7-1 训练量

项目	训练目标的基础上安排训练量	
训练目标	目标次数	组数
肌肉耐力	>12	2～3
肌肉增粗	6～12	3～6
肌肉力量	<6	2～6

3. 运动强度

选择运动强度的原则为专门性原则，即要了解训练者的主要训练目标（肌肉耐力，肌肉增粗或肌力力量）。为了达到理想的训练效果，必须采取适当的负荷和次数进行训练见表 7-2。对于普通人群，训练者基础条件、年龄、训练目的的不同决定了不同的负荷强度，运动强度是抗阻训练中关键的变化量，是取得最佳运动效果的重要原因，抗阻训练强度通常用一次最大重复（1RM）的百分比或最大重复次数（RM）来表示。（对应关系为表 7-3 个体最大力量百分比与 RM 之间的关系），抗阻练习的强度和每组动作的重复次数呈负相关。当训练者力量增加后，负荷不变，RM 会增加。如果抗阻练习的目的是提高肌肉的力量和体积以及一定程度的肌肉耐力，采用大负荷、多 RM 的运动对提高肌肉绝对力量效果最好；那么抗阻练习中每组动作的重复次数应该为 8～12 次，换算成阻力就是大约最大重复次数（1RM）的 60%～80%。如果抗阻练习计划的主要目的是提高肌肉耐力，用小负荷、多 RM 则对增长肌肉耐力有好处，那么练习应该是重复次数较多（可能 15～25 次/组），组间休息较短，且组数较少（即同一肌群练习 1 或 2 组）。对老年人（65 岁以上）或体弱者（50～60 岁或更大年龄）来说，由于他们很容易发生肌腱损伤，负荷大、RM 小的运动容易引起关节损伤及运动坚持性差等结果，因此，一般推荐使用 10～15RM 的标准，或 RPE 为 5～6 分（10 分量表中）的练习。大强度抗阻训练可能会引起血压升高，尤其是出现闭气（Vasalva）现象时血压升高更明显，因此，对于患有慢性疾病、身体虚弱或老年人群，不主张使用大强度。如果以 1RM 百分比作为强度标准，中老年人训练初期宜采用 30%～40%1RM 和 50%～60%1RM 分别作为上肢和下肢训练的强度负荷。当老年人经过了一段时间的抗阻练习，他/她适应了练习并强健了肌腱之后，他们可以选择按照年轻人的指南进行锻炼（即增加负荷，重复 8～12 次/组。因此在抗阻训练计划开始阶段的推荐运动量是多重复次数（即 10～15 次/组）。运动者完成每组动作时都应感到瞬时疲劳，而不是使肌肉真正疲劳，因为当肌肉到达疲劳点之后继续训练可能会增加肌肉损伤或酸痛的发生，尤其是初学者。

表 7-2 训练目标与运动强度及次数的关系

项目	训练目标与运动强度及次数的关系	
训练目标	负荷（%1RM）	目标次数
肌肉耐力	<67	>12
肌肉增粗	67～85	6～12
肌肉力量	>85	<6

表 7-3 个体最大力量百分比与 RM 之间的关系

%1RM	最大重复次数	%1RM	最大重复次数
100	1	80	8
95	2	77	9
93	3	75	10
90	4	70	11
87	5	67	12
85	6	65	15
83	7		

（引自美国力量与体能协会教材：《ESSENTIALS of STRENGTH TRAINING and CONDITIONING》）

4. 运动模式的选择（Exercise Selection）

运动模式包括自由重量 vs. 训练器械、开链 vs. 闭链、单侧 vs. 双侧和动作特异性训练。自由重量和器械训练对提升肌力都有效，但很难确定哪一种更有利于提升肌力。自由重量训练会使自由重量测试时产生更好地表现，而训练器械会在训练器械测试时产生更好地表现，但自由重量会增加训练器械动作的最大肌力，反之亦然。闭链式动作是肢体远端被固定，而开链是指远端肢体能够抵抗负荷自由移动。而特异性动作是想通过动作来改善运动表现。无论是初学者、中阶或高阶水平的抗阻运动练习者，建议采用多种运动方式，包括单侧和双侧、单关节和多关节运动的抗阻练习，建议训练方案中应包括单关节和多关节的自由重量和器械式抗阻练习。如何选择应决定于练习者的训练水平、对特定运动动作的熟悉程度以及主要训练目的。

5. 运动顺序（Exercise Order）

建议运动顺序首先为全身肌肉的练习，然后分别锻炼上下半身肌肉（上半身肌肉练习1天，下半身肌肉练习1天），然后锻炼各个肌肉群（1个训练中分别锻炼各肌肉群）。每次练习中大肌肉群运动应先于小肌肉群运动，多关节运动应先于单关节运动，大强度运动应先于低强度运动，并且建议包括上半身和下半身的运动交替进行，或者主动肌和拮抗肌的轮替进行。

6. 组间休息（Rest Periods）

取决于训练强度、目标、体适能强度等。负荷量与组间休息时间存在着直接的关系，也就是负荷越大，组间休息就越长（表7-4训练目标与休息时间的关系）。建议负荷较大的主要抗阻练习组间休息时间至少2~3分钟（如蹲举、卧推）。对于辅助性练习，建议较短的组间休息时间1~2分钟。很多研究发现短暂的休息间隔会降低动作的重复次数，而3~5分钟的组间休息时间比30秒至2分钟的短暂休息更能保持肌力不下降。对于循环式重量训练，建议组间休息时间应相当于从一个运动站到下一个运动站的时间。

表7-4 训练目标与休息时间的关系

训练目标	休息时间	训练目标	休息时间
肌肉耐力	<30秒	肌肉力量	2~5分钟
肌肉增粗	30~90秒		

7. 肌肉收缩速度（Velocity of Muscle Action）

反复速度会影响神经，肌肥大和训练的代谢反应，取决于负荷和疲劳。收缩速度分为：慢速（$30°S^{-1}$），中速（$180°S^{-1}$）和快速（$300°S^{-1}$更快）。在训练过程中，控制速度是很重要的，有两种类型的慢速收缩：无意型和有意型。使用高强度反复动作时，属于缓慢无意型，这是由高强度和疲劳引起的。使用次最大重量时，刻意放慢速度属于有意型，刻意缓慢的速度产生的力量较小，肌纤维活化程度也较低。可增加肌耐力。但对肌力和爆发力训练效果似乎适得其反。ACSM建议刻意缓慢的速度适用于中等反复次数（10~15 次），当需要高反复次数（15~25 次或更多）建议使用中到快的速度。

8. 频率（Frequency）

在抗阻训练中，频率指的是每周训练的天数，它受许多因素的影响，如运动量、强度、运动形式、身体状况、恢复情况及每次运动参与训练的肌肉群数量等。对于初学者，建议每周进行 2~3 天全身抗阻运动。逐渐进到中阶训练时，建议可改为每周进行 3~4 天抗阻运动，如果进行全身抗阻练习则每周训练 3 天，如果分部位锻炼则建议每周练 4 天每个主要肌群分别练习 2 次。训练频率最佳的抗阻训练的频率也是抗阻运动处方中较重要的要素之一，每次训练间隔时间必须充足（24~48 小时），以保证机体的恢复和力量增长，同时，尽量减少过度训练的可能性。然而，过度延长运动间隔时间（72 小时以上），运动效果会降低。目前多数推荐抗阻训练的频率是 2~3 次/周。如果运动者想获得更大效果或有时间参加运动，应该选择 3 次/周。对于初学者推荐每周进行全身锻炼 2~3 次，每周 3 次，允许有更长时间的恢复，并且耗时少，因此更易于长期坚持。多数研究结果认为，普通人群 2~3 次/周锻炼效果最佳，且利于机体恢复和避免过度疲劳，1~2 次/周的运动可有效维持已有的训练效果。

参 考 文 献

［1］陈建. 运动康复技术学［M］. 北京：北京体育大学出版社，2016.

［2］李丹阳，崔德刚，汪俊伟，等. 抗阻训练运动模式研究［J］. 河北体育学院学报，2012,26（1）：52-56.

［3］李焕玉，吴宁. 卫星细胞、Sarcopenia 与抗阻训练研究述评［J］. 体育学刊，2010,17（9）：177-122.

［4］李俊，冯丽洁. 抗阻训练对心血管疾病风险因素的影响［J］. 体育科学研究，2015,19（6）：41-46.

［5］马继政. 运动诱导心脏保护机制［J］. 辽宁体育科技，2009,31（3）：29-31.

［6］马帅，董莉莉，王建玲，等. 不稳定抗阻训练对肌肉活性的影响［J］. 中国现代医药杂志，2017,19（6）：106-108.

［7］苏媛媛，张伟宏，宋晓月等. 弹力带抗阻运动对老年人健康促进生活方式的研究进展［J］. 中国康复医学杂志，2018,33（1）：105-108.

［8］陶坚. 抗阻力练习对老年人下肢力量的影响［J］. 北京体育大学学报，2010,33（8）：68-70.

［9］王贝. 抗阻训练方案研究进展——科学研究优化训练方案［J］. 北京体育大学学报，2013,36（8）：45-54.

［10］王丽，马嵘. 抗阻训练运动处方研究进展［J］. 中国体育科技，2007,43（3）：71-76.

［11］张献辉，李娟，崔洪成，等. 有氧训练、抗阻训练与 2 型糖尿病康复［J］. 中国康复医学杂志，2010,25（5）：479-483.

［12］美国运动医学会. ACSM 运动测试与运动处方指南［M］. 9 版. 王正珍译. 北京：北京体育大学出版社，2015.

［13］ American College of Sports Medicine Position Stand. The recommended quantity and quality of exercise for developing and maintaining cardiorespiratory and muscular fitness, and flexibility in healthy adults [J]. Med Sci Sports Exerc, 1998, 30 (6): 975-991.

［14］ American College of Sports Medicine position stand. The recommended quantity and quality of exercise for developing and maintaining cardiorespiratory and muscular fitness in healthy adults [J]. Med Sci Sports Exerc, 1990, 22 (2): 265-274.

［15］ CALABRESI L, FRANCESCHINI G . Lecithin: cholesterol acyltransferase, high-density lipoproteins, and atheroprotection in humans. [J]. Trends in Cardiovascular Medicine, 2010, 20 (2): 50-53.

［16］ DELORME TL, WATKINS AL. Technics of progressive resistance exercise [J]. Arch Phys Med Rehabil, 1948, 29 (5): 263-273.

［17］ EVANS WJ. Protein nutrition and resistance exercise [J]. Canadian Journal of Applied Physiology, 2001; 26 (6): S141-S152.

［18］ FAHLMAN MM, BOARDLEY D, LAMBERT CP, et al. Effects of endurance training and resistance training on plasma lipoprotein profiles in elderly women [J]. Journals of Gerontology Series A, 2002, 57 (2): B54-B60.

［19］ HUNTER GR, BRYAN DR, WETZSTEIN CJ, et al. Resistance training and intra-abdominal adipose tissue in older men and women [J]. Medicine & ence in Sports & Exercise, 2002, 34 (6): 1023-1028.

［20］ JAVIE R, MIKEL, LUIS, et al. Twice-Weekly progressive resistance training decreases abdominal fat and improves insulin Sensitivity in older man with type2 diabetes [J]. Diabetes Care, 2005, 28 (3): 662-667.

［21］ POWERS SK, HOWLEY ET. Exercise physiology: theory and application to fitness and performance [M]. Houston: McGraw-Hill, 2001.

［22］ PRABHAKARAN B, DOWLING EA, BRANCH JD, et al. Effect of 14 weeks of resistance training on lipid profile and body fat percentage in premenopausal women. [J]. Br J Sports Med, 1999, 33 (3): 190-195.

［23］ RICE B, JANSSEN I, HUDSON R, et al. Effects of aerobic or resistance exercise and/or diet on glucose tolerance and plasma insulin levels in obese men [J]. Diabetes Care, 1999, 22 (5): 684-691.

［24］ ROSS R, RISSANEN J, PEDWELL H, et al. Influence of diet and exercise on skeletal muscle and visceral adipose tissue in men [J]. Journal of Applied Physiology, 1996, 81 (6): 2445-2455.

［25］ STRASSER B, SIEBERT U, SCHOBERSBERGER W. Resistance training in the treatment of the metabolic syndrome: a systematic review and meta-analysis of the effect of resistance training on metabolic clustering in patients with abnormal glucose metabolism [J]. Sports Med, 2010, 40 (5): 397-415.

［26］ VATANI D S, AHMADI S, DEHRASHID K A, et al. Changes in cardiovascular risk factors and inflammatory markers of young, healthy, men after six weeks of moderate or high intensity resistance training. [J]. Journal of Sports Medicine & Physical Fitness, 2011, 51 (4): 695.

［27］ VAUGHAN L, ZURLO F, RAVUSSIN E. Aging and energy expenditure [J]. American Journal of Clinical Nutrition, 1991, 53 (4): 821-825.

第八章 循环训练

一、循环训练的定义及特点

循环训练是英国里斯大学的尔·叶·摩根（RE Morgan）和吉·特·亚当逊（GT Adamson）2位教师，于1937年提出来的一种科学地锻炼全身的训练方法，这种训练方法将传统的体育游戏转变成为一种新型的运动形式，主要以强身健体为目的，以身体训练为手段。循环训练法的形成经历了从无到有、从娱乐游戏到体育游戏、从体育游戏到运动方式以及从乏味到有趣的转变。总而言之，随着人类社会的进步，以强身健体为目的而改变运动面貌的体育游戏变得更有教育意义，它既保留了运动的快感，又采取了避免攻击行为的措施，成为一种想象与现实相结合的运动，大大促进了现代体育的发展。1945年之后，循环训练法在欧洲及日本的学校体育教学中尤为盛行，随之被广泛用于竞技体育训练、军事体育训练、警察体育训练和大众健身体育活动，充分体现出现代体育的特征。

（一）定义

循环训练（Circuit Training）是指根据训练的目的和具体任务，建立若干练习站或练习点，运动员按规定的顺序和路线，依次循环完成每"站"所规定的练习内容和训练方法，是一种综合形式的练习。练习者按规定顺序、路线以一定的负荷、时间完成每个练习，做到规定次数后立即快速转换到下站进行练习，循环往复，周而复始，因此称为循环训练。

（二）循环训练的构成及特点

1. 构成

循环训练的主要是由每站的训练内容、每站的运动负荷、练习站的安排顺序、练习站之间的间歇、每遍循环之间的间歇、练习的站数以及循环练习的组数构成。在应用循环训练时应注意，各"站"内容的选择，设"站"的顺序与多少，练习的强度、间歇时间、循环的遍数等，都要根据训练的具体任务确定，设"站"不要太少，一般情况下，每一次循环训练的内容都应该控制在6~10种不同的训练方式。

2. 特点

（1）循环训练的固有特点是具有一定的教育性、竞技性和趣味性，能吸引练习者积极主动地参与训练；竞争性强、甚至激烈对抗，有助于培养团结、协作、互助和进取的精神；能灵活地调控训练的密度和运动负荷，激发运动情趣，提高机体活力；训练方式多样，可采用流水作业，也可采用分组轮换进行练习。

（2）循环训练法的特色是练习方法多样、运动过程不间断、训练内容丰富；运动强度适量、身体练习部位多、可掌控练习节奏；可巧妙设计安排、全面发展体能，增强运动素质、提高运动能力；可灵活地调节运动负荷与休息，提高运动的效能，实现训练的目标。

总的来说循环训练不受场地、人数和时间的限制，是一种充满技巧、敏捷和趣味特色的运动，具有灵活多变、生动有趣、因人而异的特点。既可以加大训练强度，又可以加大训练密度，还可以克服局部负担过重的弊病。

二、循环训练影响心肺功能的生理机制

研究表明，循环训练与单独的耐力训练相比更能控制高血压、高胆固醇和高血脂等危险因素。在循环力量训练对老年人神经肌肉控制、心肺耐力和身体成分影响的研究表明，循环力量训练是一种具有多方面效果的训练模式，比其他训练模式更节省时间，是改善身体成分、肌肉力量和心血管功能的优秀训练方法，使人们在年龄逐渐增大时保持所需的功能能力，能使患有多种慢性疾病的患者提高其生活质量。对于一些慢性疾病患者，在他们的治疗进程中，加入循环耐力训练是很有必要的。循环训练法对于青少年的肌肉耐力和心肺耐力影响方面的研究也证实，循环训练是一种有效提升青少年肌肉耐力和心肺耐力的一种训练方法。在学校的体育教学中运用循环训练法，不仅可以提高学生们的运动积极性，还能有效提升学生们的肌肉耐力和心肺耐力。由此可见：

（一）循环训练对心血管功能的影响

1. 循环训练导致心率的变化

循环训练可导致心率明显增高。运动时心率变化速率与幅度因运动强度和时间而发生改变。机体在完成单一较小强度运动时，心率在运动初期出现迅速上升，达到一定水平后较长时间维持在一个波动不大的范围，各系统机能处于相对稳定状态。随着循环力量训练的进行、中等强度运动的加入，机体各系统机能平衡被破坏，心率将出现再次增高直至达到最大心率。当机体完成其中强度较大的运动环节时，由于机体代谢水平很高，各系统机能水平不能保持在相对稳定的状态，心率的变化将持续增高至最大心率而不出现平台期。

2. 循环训练过程引起每搏输出量和心排血量的变化

循环训练可明显提高每搏输出量和心排血量。运动引起血流速度加快，静脉回心血

量增加，使舒张末期心室容积提高，同时通过交感神经兴奋及儿茶酚胺分泌增加使心肌收缩力增强，减小收缩末期心室容积，二者共同作用导致每搏输出量明显增加，每搏量的增加和心率的加快使心排血量显著加大。当心率超过150～160次/分时，由于心脏舒张期缩短导致静脉回心量减少，心肌收缩力的增强程度有限，使得搏出量逐渐减少。当心率超过180次/分时，由于搏出量的大幅度减少，使得心排血量随之下降。

3. 循环训练过程造成动脉血压的变化

循环力量训练导致动脉血压的收缩压显著增高，在剧烈运动时收缩压可高达190mmHg甚至更高。循环训练的不同运动形式对血氧的需求量不同，因此动脉血压的舒张压也表现出不同的变化情况。动力性运动时收缩压明显升高，舒张压的变化相对较小，甚至可能略有下降。主要原因是动力性运动导致心脏收缩增强，血流速度加快。使血压增高，但同时运动时交感舒血管神经兴奋使外周血管扩张，加之肌肉收缩的推挤加快静脉回流，使动静脉压力差增加，促进了动脉血外流，使得外周阻力相对下降，以上升压和降压两种因素的共同作用使得舒张压变化幅度较小。静力性运动时由于憋气使胸腔压力增大，后负荷增高，搏出量有所下降，心室余血量较多，静脉回流阻力亦增加，加之肌肉紧张性收缩对外周血管的静力性压迫，外周血流不畅，外周阻力显著增高，结果使收缩压的升高幅度相对较小，而舒张压十分明显的增高，对小血管造成很大的压力。

测定清晨卧床血压和一般安静时血压对训练程度和运动疲劳的判定有重要参考价值。随着训练水平的提高，运动员安静时的血压可略有降低。如果清晨卧床血压高15%～20%，可能是运动负荷过大或运动疲劳所致。测定定量负荷前后血压及心率的升降幅度及恢复状况，可检查心血管系统机能并区别其机能反应类型，从而对心血管机能作出恰当的判断。

（二）循环训练对呼吸机能的影响

1. 循环力量训练引起通气机能的变化

循环力量训练过程中，运动强度不断增大，机体为适应代谢的需求，需要消耗更多的 O_2 和排出更多的 CO_2。为此，通气机能将发生相应的变化。初始阶段机体表现为呼吸加深加快、肺通气量增加。潮气量可从安静时的500mL上升到2000mL以上，呼吸频率也随运动强度而增加，每分钟可由12～18次增加到40～60次。结合潮气量与呼吸频率的变化，运动时的每分通气量可从安静时的每分钟6～8L增加到80～150L，较安静时可增大10～12倍。

2. 循环力量训练过程中肺通气量的时相性变化

运动开始后，通气量立即快速上升，随后出现持续地缓慢上升；运动结束时，肺通气量同样是先出现快速下降，随后缓慢地恢复到安静时的水平。通气量迅速升、降的时相，称为快时相；缓慢升、降的时相称为慢时相。在中等强度运动中，肺通气量的增加主要是靠呼吸深度的增加。而在进行剧烈运动时，肺通气量的增加则主要是靠呼吸频率的增多来实现的。呼吸深度和呼吸频率的增加，意味着呼吸运动的加剧，因此用于通气的氧耗也将增加。

通气的目的是为了 O_2 的摄入和 CO_2 的排出，尤以 O_2 的摄入更为重要。一定 O_2 的摄入需要一定的通气量作保证。氧通气当量是指每分钟的通气量（ V_E ）与摄氧量（ VO_2 ）的比值，氧通气当量越小， O_2 的摄取效率越高。运动生理学上把呼吸当量最小的点称为最佳呼吸效率点（POE）。有研究表明，50% 的运动负荷时呼吸当量最小，经过耐力性训练的运动员甚至可以低于 20。当氧通气当量增大至 30～35 时，标志着 O_2 的摄取效率已十分低下，训练者已坚持不了较长时间的运动，但有高度训练水平的运动员，氧通气当量达 40～60 时仍能奋力运动。在运动负荷相同时，优秀的耐力项目运动员的氧通气当量较非耐力项目运动员小。另外，肺的通气功能与肺容量紧密相关，经过训练的运动员的肺容量的各个成分（主要是深吸气、补呼气）都比一般人的大，这是呼吸功能良好适应运动训练的结果。

3. 循环力量训练引起换气机能的变化

循环力量训练过程中的换气机能变化，主要通过 O_2 的扩散和交换来体现。

肺换气的具体变化为：①人体各器官组织代谢的加强，使流向肺部的静脉血中 PO_2 比安静时低， O_2 在肺部的扩散速率增大；②血液中儿茶酚胺含量增多，导致呼吸细支气管扩张，使通气肺泡的数量增多；③肺泡毛细血管前括约肌扩张，开放的肺毛细血管增多，从而使呼吸膜的表面积增大；④右心室泵血量的增加也使肺血量增多，使得通气血流比值仍维持在 0.84 左右。

组织换气的具体变化为：①由于活动的肌肉组织需利用较多的 O_2 去氧化能量物质，以重新合成 ATP，所以活动的肌肉组织耗氧量增加，组织的 PO_2 下降迅速， O_2 在肌肉组织部位的扩散速率增大；②活动组织毛细血管开放数量增多，增大了组织血流量，增大了气体交换的面积；③肌肉组织中由于 CO_2 积累，局部温度的升高， HbO_2 解离进一步加强。运动时组织的这些变化，促使肌肉的 O_2 利用率提高，肌肉的代谢率较安静时可增高 100 倍。

4. 循环训练过程中的呼吸调节

循环训练的呼吸（肺通气量）调节属于多因素的调节，包括神经机制和体液机制两个方面的因素，其中神经调节机制起着主导作用。

（1）神经调节：实验证明，在准备运动时呼吸功能已加强，这种现象是在长期运动过程中所形成的条件反射。进行运动时，与运动有关的语言信号和周围环境中的各种因素经常同肌肉活动时呼吸的变化相联系，多次重复即可形成条件反射。以后当有相应的刺激出现时，即可引起呼吸功能相应变化。比赛开始前出现呼吸加深加快的赛前反应，就是大脑皮质对环境条件变化作出的反应，从而为即将开始的运动提前做好准备。

大脑皮质运动中枢的影响：循环训练的各运动环节中，肺通气量的增强是由大脑皮质运动区的神经冲动刺激呼吸中枢所引起的，即大脑皮质在发出神经冲动使肌肉收缩的同时，也发出冲动到达脑干呼吸中枢，使之发生兴奋，从而增强呼吸。

本体感受性反射的影响：当肢体在做活动时，位于肌肉和关节的本体感受器受到牵拉刺激，产生的冲动传到呼吸中枢，从而引起肺通气量的增加。

（2）体液调节：体液调节机制是指由血液中一些化学成分的改变刺激周围或中枢化学感受器而引起的呼吸增强。但大量实验说明，这种 CO_2、H^+ 增加和 O_2 减少的刺激，对加强运动时通气的作用较神经调节小。

二氧化碳增加对呼吸的影响：当健康人在不断增加工作负荷时，通气量可以 5 倍、10 倍或 15 倍的增加，而动脉血 PCO_2 却无任何改变。这说明如果动脉血 PCO_2 没有相当数量的改变，那么 CO_2 就不可能是引起运动时呼吸增加的主要刺激因素。

缺氧对呼吸的影响：在运动期间平均动脉血的 PO_2 仅有很小的变化，而且颈动脉体和主动脉体中 O_2 的化学感受器对这些很小的变化并不敏感，所以运动时的呼吸增强不会是由低 O_2 刺激所引起的。

氢离子浓度增加对呼吸的影响：当进行轻度或中等强度运动时，机体由有氧代谢供给能量，此时通气量的增加可以满足 O_2 需要的增加，代谢终产物为 CO_2 和 H_2O，pH 值保持正常稳定，这时 H^+ 很低，对化学感受器的刺激可忽略不计；当进行强度大的运动时，通气量的增加不能满足机体对 O_2 的需求，有一部分能量需靠糖的酵解来供给，这就造成酸性终产物（乳酸）的积累。但血液中的碱性缓冲物质可在一定的范围内将乳酸中和缓冲。只有在进行剧烈运动过程中，即贮备的碱性缓冲物质过多的消耗后，H^+ 上升，血液的 pH 值才有所下降。因此，动脉血 H^+ 增加只能看作是剧烈运动时呼吸增强的因素之一。

此外，运动时体液温度升高，体温调节机制在促使肺通气量的增加中可能也有较重要的作用。运动时静脉血回流量的增加，腔静脉和右心房的传入冲动对呼吸也有一定刺激作用。

综上所述，循环运动过程中呼吸的变化，可能是多种因素共同调节的结果。其中神经调节机制起主要作用，而体液机制和其他因素则起辅助和调整作用。肌肉运动时通气量的变化，通气量迅速升、降的快时相可能是由神经机制引起的，而在升与降快时相基础上的通气量慢时相，则可能是体液中化学因素的作用所致。由于这些因素共同协调作用，肺通气量能随着运动的类型、运动强度、持续时间和环境因素等的改变而改变，从而达到精确的适应。

5. 循环训练过程中的合理呼吸

加强循环训练的过程中合理呼吸的训练，有利于保持内环境的基本恒定，提高训练效果和充分发挥人体的机能能力。合理的呼吸方法应成为运动训练的有机组成部分。在循环训练的过程中，训练者应根据自身情况与训练项目，不断学习和掌握科学、正确的呼吸技巧。提高呼吸技巧主要有三个原则：改善呼吸效率、与技术动作相配合、合理憋气。以下进行逐一说明：

（1）改善呼吸效率包括两个方面：减小呼吸道阻力和提高肺泡通气效率。

减小呼吸道阻力：正常人安静时由呼吸道实现通气。呼吸道的呼吸使空气净化、湿润、温暖或冷却（当气温高于体温时）。在剧烈运动时，为减少呼吸道阻力，可以采用以口代鼻或口鼻并用的呼吸。但要注意在严寒季节里张口不宜过大，尽可能使吸入空气经由口腔加温后再通过咽喉、气管入肺。

提高肺泡通气效率：有增加呼吸频率和增加呼吸深度两种方式。呼吸频率会随着运动强度的增加而增加，并经2～4分钟达到稳定状态，而呼吸深度和肺通气量则须经3～5分钟才达到稳定状态。剧烈运动时，呼吸深度反而变浅。表浅的呼吸只能使肺泡通气量下降，新鲜空气吸入减少，而深呼吸能吸入肺泡腔中更多的新鲜空气使肺泡气中的空气新鲜率提高，PO_2 也随之提高，最终导致 O_2 的扩散量增加。但过深过慢的呼吸，也能限制肺通气量进一步提高，并可导致肺换气功能受阻。上述两种情况均会增加呼吸肌的额外负担，加大其 O_2 消耗，易疲劳。因此，运动时（特别是在感到呼吸困难、缺 O_2 严重的情况下）采用节制呼吸频率、适当加大呼吸深度的同时，注重深呼气的呼吸方法，更有助于提高机体的肺泡通气量。

（2）与技术动作相适应。呼吸的形式、时相、节奏等，必须适应技术动作的变换，必须随技术动作而进行自如地调整，这不仅为提高动作的质量、为配合完成高难度技术提供了保障，同时也能推迟疲劳的发生。

呼吸形式与技术动作的配合：呼吸的主要形式有胸式呼吸和腹式呼吸。运动时采用何种形式的呼吸，应根据以有利于技术动作的运用而又不妨碍正常呼吸为原则，灵活转换。通常有些技术动作需要胸、肩带部的固定，才能保证造型，那么这时的呼吸形式应转成为腹式呼吸。如倒立、肩手倒立、头手倒立等，采用了腹式呼吸，就会消除身体重心不稳定的影响；而另一些技术动作需要腹部固定的，则要转为胸式呼吸，如上固定或下固定时的屈体静止造型动作、"两头起"的静止造型动作等，采用胸式呼吸有助于腹部动作的保持和完成。

呼吸时相与技术动作的配合：通常非周期性的运动要特别注意呼吸的时相，应以人体关节运动的解剖学特征与技术动作的结构特点为转移。一般在完成两臂前屈、外展、外旋、扩胸、提肩、展体或反弓动作时，采用吸气比较有利；在完成两臂后伸、内收、内旋、收胸、塌肩、屈体或团身等动作，采用呼气比较顺当。如"卧躺推杠铃"练习，杠铃放下过程（臂外展、扩胸）应采用吸气，杠铃推起过程（臂内收、收胸）应采用呼气；"仰卧起坐"练习，伸卧过程（展体）采用吸气，起坐过程（屈体）采用呼气；"俯卧撑"练习，俯卧过程（两臂外展、胸扩展）采用吸气，撑起过程（两臂内收、胸内收）采用呼气。但有例外，如杠铃负重蹲起时的展体，改为呼气较好。以立足完成技术动作为基础，然后再考虑吸气与呼气的时相协调。

呼吸节奏与技术动作的配合：通常周期性的运动采用富有节奏的、混合型的呼吸，将会使运动更加轻松和协调。如周期性的跑步运动，长跑宜采用2～4个单步一吸气、

2～4 个单步一呼气的方法进行练习；短跑常采用"憋气"与断续性急促呼吸相结合，即每"憋气"2～12 个单步（或更多）后，做一次 1 秒以内完成的急骤深呼吸。

（3）合理运用憋气：或深或浅的吸气后，紧闭声门，做尽力地呼气动作，称为憋气。通常在完成最大静止用力的动作，需要憋气来配合。如大负荷的力量练习、举重运动、角力、拔河、"掰手腕"等。憋气对力量训练具有重要意义：憋气时可反射性地引起肌肉张力的增加，如人的臂力和握力在憋气时最大，呼气时次之，吸气时较小；憋气可为有关的运动环节创造最有效的收缩条件，如在短跑时，憋气一方面可控制胸廓起伏，使快速摆臂动作获得相对稳定的支撑点，另一方面又避免腹肌松弛，为提高步频、步幅提供更强劲的牵引力。

但憋气也有可能会对人体产生负面作用：长时间憋气压迫胸腔，使胸膜腔内压上升，造成静脉血回心受阻，产生头晕、恶心、耳鸣、眼黑等感觉；憋气结束时出现反射性的深呼吸，造成胸膜腔内压骤减，原先滞留于静脉的血液迅速回心，冲击心肌并使心肌过度伸展，血压也骤升，这对心力储备差者十分不利。特别是儿童的心脏因承受能力低而易使心肌过度伸展导致松弛，而老年人因血管弹性差、脆性大而容易使心、脑、眼等部位的血管破损，都会带来严重的后果。由此看来，正确合理的憋气方法应该是：憋气前的吸气不要太深；结束憋气时，为避免胸膜腔内压的骤减，使胸膜腔内压有一个缓冲、逐渐变小的过程，呼出气应逐步少许地、有节制地从声门中挤出，即采用微启声门、喉咙发出"嗨"声的呼气；憋气应用于决胜的关键时刻，不必每个动作、每一个过程都做憋气。如跑近终点的最后冲刺、杠铃举起的一刹那，可运用憋气。在循环力量训练过程中，可以把适当的憋气作为提高心肺功能的手段之一，但要循序渐进。

三、循环训练方案设计

通常我们所了解的力量训练无助于提高心肺功能，与此相反，有氧训练也无助于力量素质的提高和发展。循环训练试图弥补这些缺陷，其设计的初衷是能够将力量训练和心肺功能训练结合起来，既可以发展肌肉力量，又可以提高运动员的心肺功能。在长期的训练实践中，人们对循环训练的特点和属性有了更清楚地认识。把循环训练仅仅作为发展耐力能力的手段，远远没有发挥循环训练的主要功能和训练特点。循环训练作为一种实用有效的训练方法被越来越多人所使用。根据不同的目的对循环训练的动作、强度等进行调整，不仅能满足普通人增强健康的需求，也可以为运动员增强肌力、肌肉耐力和心肺耐力提供帮助。循环训练可以较精确地对运动员的训练进行评价，可在运动员之间进行横向比较，来评价运动员之间的差异；也可以进行自身的纵向比较，来评定训练的效果。由于循环训练有较好的可比性，可以作为某些项目选材的手段来使用。

循环训练的基本类型大致可分两种：一种是自主式循环训练方式；另一种是固定式循环练习方式。然而，因两种循环训练类型有差异，故在运动训练的应用中各有利弊。

（一）自主式的循环训练

自主式循环训练的程序是：在每个练习站点上的训练设有规定的时间，也不定时发出信号规定必须从一个站点转移到另一个站点；在每个站点上练习者可自行调控完成练习的速度和固定的重复练习次数；练习后再根据完成一个循环训练所用的时间来评价训练的结果或成效。然而，有的练习者为了追求缩短训练时间而采取不完整的动作或减少动作的重复次数，这样的循环训练是达不到理想的练习效果的。运动实践表明，自主式的循环训练体现的是自律行为和自我运动，多用于自主锻炼。所谓自主锻炼是指练习者运用已掌握了的练习内容和练习方法进行独立锻炼的能力。由于自主锻炼的调控能力各有差异，故对训练的质量和数量加强监督是十分必要的。

（二）固定式的循环训练

固定式循环训练的程序是：每个练习站点的训练都规定了时间、数量（用秒表来掌握时间，用计数器来掌握数量）；按统一的规定轮换练习站点。通常，调控固定式循环训练强度或难度的方式有 3 种：

1. 持续训练

持续训练是在相对较长时间里，用较稳定的、不太大的强度不间断地连续练习。每站之间不间歇，并连续循环几遍，依次循环的持续时间在 8～10 分钟，这种方案可主要用来发展一般耐力和力量耐力。在具体训练中又可分为以下几种。

（1）定量不定时：具体要求每站的数量而不定时间。如在发展力量方面的练习中，做以下循环练习（图 8-1）。例如：

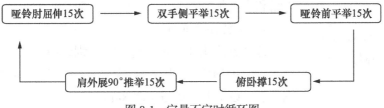

图 8-1　定量不定时循环图

（2）定时不定量：只规定每站的练习时间，而不规定每站具体的练习次数，要求每站练习完毕后由教师统计练习次数，以便更好地控制运动量。与此同时，我们还应注意采用区别对待的原则（图 8-2）。

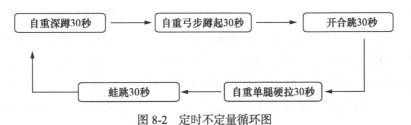

图 8-2　定时不定量循环图

（3）定量定时：每一站的时间、内容都有具体的规定。这样对于课的密度、强度能更有效地进行控制（图 8-3）。

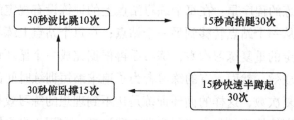

图 8-3　定量定时循环图

2. 重复训练

每站练习的负荷较大（可为本人极限负荷的 90% 左右），站与站之间的间歇时间较长，机体得到基本恢复。每一遍循环之间有较长的时间休息。由于有机体机能的提高是通过能量物质的消耗 - 恢复 - 超量恢复不断积累的结果。循环训练法中的重复训练法每次练习的强度较大，并反复进行，因此对提高机体机能水平有很大作用。动作技能的掌握、提高、巩固和熟练运用的过程，实质是暂时性神经联系、建立与巩固的过程。在大强度情况下重复练习，不断强化刺激的痕迹，有利于建立和巩固动作技术定型，有利于提高运动技术和运动成绩。这种方案主要用来发展最大力量、速度和速度耐力。

3. 间歇训练

每站练习之间的间歇期间，使机体在未完全恢复的情况下，就进行下一站的练习。每一遍循环之间的间歇可视具体情况，在机体未完全恢复前进行下一轮的练习。每站的负荷强度较大，则重复次数和组数可较少；负荷强度中等，则复次数和组数可略多。这种方案可主要用来发展速度力量和力量耐力。

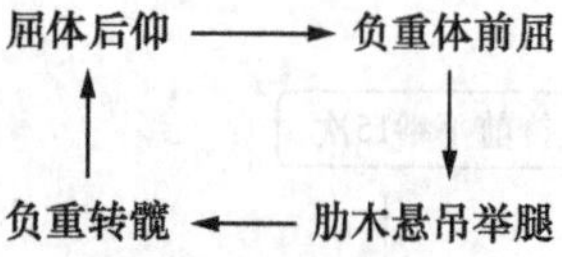

屈体后仰 ——→ 负重体前屈

负重转髋 ←—— 肋木悬吊举腿

图 8-4　交替补充练习法
循环图

4. 交替补充练习法

这种方法主要是指在进行技术训练时，发现某些素质不足而进行针对性地训练。如在投掷中发现腰腹部力量不足，则可进行以下循环练习（图 8-4）。

由于这种练习方法针对性强，故能有效改善练习者技术方面的不足。

总而言之，无论是采用自主式循环训练的运动形式，还是选择固定式循环训练的运动形式，下列几个变化因素是必须要考虑的：①练习时间，即需要多长时间来完成一次循环训练；②练习站点的数量，即根据训练目的、时间、器材设置的练习站点；③参与练习的人数，即设置的练习站点和每个站点上的器材能否满足训练的需要；④完成循环练习的组数，即为了达到预期的训练成效，重复同一循环的训练的次数；⑤练习站点的前后顺序，即练习站点应根据运动强度大小、动作难度大小，上下肢与躯干动作的搭配、动力性与静力性动作的搭配交替进行，以确保完成全部的循环练习。总之，科学、正确地选用循环训练不仅能满足各类竞技体育运动和学校体育教学活动的需求，也能满足社会体育和大众健身体育的需要和愿望。

四、设计循环训练方案的原则及注意事项

（一）循环训练法遵循的原则

1. 循序渐进原则

循序渐进在循环训练法使用中是一个非常重要的原则，应该以实践者的认识发展顺序为基础，在安排训练内容的时候应该按照由易到难，由简单到复杂的规律进行，运动的负荷也应该由大到小。

2. 全面发展原则循环训练

此训练的目的是为了帮助实践者提高自己全身身体机能的锻炼，加强身体素质的全面提高，所以使用循环训练法就需要坚持全面发展的原则。设计者在确定训练内容的时候应该尽量选择一些能促进实践者身体的各个器官发展的动作，从而使实践者能得到全面地发展。例如，在循环训练中既要有上肢动作，又要有下肢动作，既要有训练力量的动作，又要有训练灵活性的动作。

3. 统一性和特殊性相结合的原则

对于团体来说，学生在一些运动中具有共性，但是由于每一个学生从小的运动基础不同，身体素质有差异，所以彼此之间的差异性也是比较大的。所以教师在开展循环训练的时候应该坚持统一性和差异性相结合的原则，既要考虑到大部分学生之间存在的共性，也要对一些学生个体的特点进行把握，从而制订出详细的教学计划，实施有目的的循环训练，从而帮助全体学生提高自己的身体素质和体育运动技能。

4. 合理安排运动负荷的原则

对于人体来说，由于成长发育的不同，在每一个阶段生理机能都有负荷极限，如果超过这个极限将会对人体造成伤害。在体育教学中采用循环训练法的时候，教师要按照学生特点合理安排运动负荷，负荷不仅包括生理负荷，还包括心理负荷，教师要将负荷控制在合理的范围之内，运动负荷过大或者过小都不能很好地实现循环训练的目的。教师对运动的强度、持续时间以及频率等进行合理的控制，才能更好地提高学生的身体素质。

（二）注意事项

1. 在循环训练过程中需要注意几个要点

（1）持续训练的时间，需要考虑完成 1 次循环的时间，也要考虑站点间转移所需的时间；

（2）练习站点的顺序，需要考虑不同运动强度的练习站的合理配置，也要考虑不同难度动作的练习站的交替安排；

（3）参与训练的人数，需要考虑每个练习站的器材设备、练习动作能否满足循环训练的需要，也要根据练习站设置合理的分组进行训练；

（4）练习站点的衔接，需要考虑循环训练的目的、时间和场地器材的条件，也要根据每次训练的具体目标设置相应的练习站；

（5）完成练习的组数，需要考虑1次循环训练的总时间和每个站进行练习需用的时间，也要考虑练习站中每种练习的组数。

2．理想的循环训练效果

（1）各练习站有机联系；

（2）各个练习站的平均负荷强度适中；

（3）各练习站的循环过程无间断；

（4）各站的练习动作须是已掌握了的或一看即会的；

（5）运动负荷强度大小交替搭配；

（6）练习顺序的衔接符合运动的规律。

总之，加强循环训练的设计与应用方面的指导，是构成人体持续运动的能力、运动转换的能力、运动衔接的能力、运动协调的能力、运动掌控的能力以及有氧代谢系统的供能的能力和全面均衡运动素质的发展轨迹，是提高运动效率、增进身心健康的重要保障。

五、循环训练的应用

目前循环训练法已广泛用于竞技体育训练、军事体育训练、警察体育训练和大众健身体育活动。循环训练法源于运动实践又用于运动实践，是一种有规律可循而无定式可依的体育形态。正确地理解运动的基本要义和科学训练法，持续不断地进行探索、研究和应用，既能促进我国社会体育、学校体育、竞技体育和大众健身活动的和谐发展，又能为人体运动训练注入新活力。

最近的研究表明，要想在肌肉力量和心血管功能上得到改善，至少每周进行2次循环训练（力量和耐力训练都有），训练时间在30～50分钟，重复组数根据强度而定，但都需要遵守循序渐进的原则。推荐大强度训练（60%～85%1RM）来提高肌肉力量，小强度训练（40%1RM）也是推荐的，但是研究表明每周1次的大强度的循环力量训练能使肌力得到提高。此外，训练休息时间比是影响循环训练效果的关键因素。如果训练和休息时间比是1∶1（30秒∶30秒），对有氧耐力和体成分的改善（减脂）就是一个十分有效的刺激。

作为循环训练的设计者，在制订循环训练计划时，应选择实践者基本掌握的内容，训练内容的顺序应根据练习对器官系统和肌肉用力部位的不同要求而交替安排，并要加强质量方面的要求，要从训练所要达到的目的考虑采用连续、间歇，还是重复循环训练方案，在练习开始和结束都应注意测定记录运动员完成全套动作练习的有关数据并进行分析，不断地加以调整，从而达到满意的效果。通常，设计者应预先了解循环训练的特征、循环训练的类型、循环训练的特点，而后再设计方案或草图。要做到合理设计，既有利于全面身体训练，也有助于提高训练质量。总之，科学、正确地选用循环训练不仅能满足各类竞技体育运动和学校体育教学活动的需求，也能满足社会体育和大众健身体育的需要和愿望。

循环训练法的运作程式在人体运动中，循环训练的运作程式可分为流水式、轮换式和分配式3类：①流水式循环训练法是采用若干练习站点，按一定的顺序，一站接一站地周而复始地进行单个练习。其作用是全面发展多种运动素质和运动能力，使机体各部位及内脏器官得到增强；②轮换式循环训练法是将练习者分成若干组，在同一时间内在各自的练习站点进行练习，而后按规定要求依次轮换练习站点。其作用是相对集中发展运动机能和机体的某一部位，使身体局部产生较强的反应；③分配式循环训练法是设立较多的练习站点，而后根据实际情况指令在特定的练习站点进行练习。其作用是在指导下进行强化训练，改善体力、提高技能。

参 考 文 献

［1］ 陈彬. 论循环训练法在提高运动综合能力中的运用［J］. 青少年体育报. 2014（14）：49-51.

［2］ 黄东海，刘强，吕鹏. CST循环力量训练［M］. 长春：吉林大学出版社. 2018.

［3］ 李平，刘春萍，王林. 对中长跑运动员采用循环训练的探讨［J］. 中国体育学校 2005（3）：37-39.

［4］ 王安利，刘冬森. 力量训练的理论探索及实践进展：循环训练和快速伸缩的复合练习［J］. 中国学校体育，2014，1（9）：75-79.

［5］ 王海源. 当议循环训练法对发展人体运动的影响［J］. 2012（44）. 32-34.

［6］ 张敏，秦永生，尚国力，等. 循环训练法在部队体能训练中的应用［C］. 体育科研，2004，23（94）：51-53.

［7］ MAYORGA-VEGA D. The Effects of a Circuit Training Program on Muscular and Cardiovascular Endurance and their Maintenance in Schoolchildren [J]. Journal of Human Kinetics, 2013 (37): 56-60.

［8］ PAOLI A. The Effects of high-intensity circuit training, low-intensity circuit training and endurance training on blood pressure and lipoproteins in middle-aged overweight men [J]. Lipids in Health and Disease, 2013 (12): 131-133.

［9］ ROMERO-ARENAS S. The Impact of Resistance Circuit Training on Neuromuscular, Cardiorespiratory and Body Composition Adaptations in the Elderly [J]. Aging and Disease, 2013, 4 (5): 34-38.

第九章　水 中 训 练

水中运动疗法是指在水的特殊环境下进行的运动训练，用以缓解患者症状或改善功能。水中运动是水疗法中最常用的方法，因为水环境下运动的媒介发生改变，所以水中运动与陆地训练既有相似又有不同。通过水疗师的正确指导，合理运用水中技术，可以极大地缓解心肺患者的功能状态，达到很好的治疗效果。

一、水的基本特性

水在通常情况下为液体，可以与身体表面各部分密切接触，传递温度、压力、刺激等。水的状态还有另外两种，分别为气体（水蒸气）和固体（冰）。通过水的热传递、静水压、气泡等，作用于人体达到心肺治疗的目的。

二、水的作用原理

原理：水中训练是以水为介质，通过水的物理作用、机械作用，产生一系列的反应，从而达到心肺治疗的结果。

（一）温热作用

人体温度刺激的反应过程取决于下列因素：温度刺激的突然程度，水温与人体体温的差距愈大，反应愈强；作用的持续时间与反应程度成正比；水的作用面积与刺激强度成正比。水的导热性，向身体导热或散热。

（二）机械作用

1. 静水压力作用

静水压可以压迫胸腔、腹部、使呼吸困难，从而使患者用力呼吸来代偿，这就加强了呼吸运动和气体代谢。同时，静水压力还作用于人体血液循环，压迫体表的血管和淋巴管，引起人体内血液再分配。

2. 水流冲击作用

一定压力的高压水流冲击人体，对人体局部或全身产生很大的机械刺激，使周围血管扩张。例如针刺浴、喷浴、涡流浴等。

3．水的浮力和阻力作用

根据阿基米德原理，沉入水中的身体部分，将减轻重量，从而达到减重的作用。同时，既可以利用此原理，达到水中抗阻训练的目的，通过减重训练，可以为心肺早期患者提供减重的训练环境，提早进入训练模式，水中抗阻训练可以用于加强患者的心肺训练，提高心肺功能。

（三）化学作用

在进行水中训练时，可以加入各种药物、气体等，改变液体的密度，从而使患者机体获得更好的治疗效果。

三、水中运动训练对人体心肺系统的影响

（一）对肺的影响

水中运动通过神经性反射，对呼吸次数和深度产生影响，在水中运动时，由于静水压及水的密度比空气大，使得呼吸运动要比陆地上克服更大的阻力和压力，因而对呼吸肌的锻炼效果比陆地运动更明显，对呼吸功能的影响也比陆地上运动更深刻。当头露于水面之上时，呼吸工作量增加了60%。

（二）对心脏的影响

水中训练时，受静水压力影响，人体静脉、淋巴受压，导致中心血容量增加，进而使心房压力上升、肺动脉压力上升、心脏容量增加，从而增加每搏输出量，最终心输出量增加。

四、心肺的水中训练技术

许多医生建议心肺疾病的患者通过游泳进行心肺训练恢复，但是没有适当地指导，患者的努力可能是无效甚至是有害的，水的独特性有益于心肺患者的康复，对于一般患者或者有康复治疗经验的患者而说，可以通过多种多样的方法将水中训练项目整合到其他康复项目中，不当的陆地上训练，游泳以及水中训练项目可能导致新的心肺功能障碍或加重已有的心肺疾病。但是设计恰当的水中训练可以帮助心肺障碍的患者进行康复，水疗法可分为两大类，即浸浴疗法和水中运动疗法。

（一）浸浴疗法

定义：全身或者身体某部位浸入水中，利用水的物理特性进行治疗。既方便又有

效，还可以利用水的溶解性，在水中添加药物等，提高治疗效果。

原理：浸浴疗法是利用水的温热刺激和静水压力作用。

适应类型：心肌修复的康复训练阶段和早期床下适应训练。

设备：全身涡流气泡浴、哈巴德浴槽、下肢气泡浴、半身涡流浴。

1. 下肢气泡浴

双下肢浸浴在水中，改善双下肢的血液循环系统，通过局部血运的改变，调整全身血液再分配，达到增强心功能的作用。

水温：39℃～43℃的热水浴。

时间：20分钟。

适应证：心肺患者的早期治疗，适应性治疗。

禁忌证：双下肢皮肤破损者、传染病、下肢感觉丧失。

2. 半身涡流浴

是患者坐于齐腰深的水中，水深达到患者胸突位，通常适用于前期主动训练阶段和循环训练。

水温：38℃～40℃。

时间：15～20分钟。

适应证：前期主动训练阶段和循环训练。

禁忌证：患者皮肤破损者、传染病。

3. 全身浸浴

患者全身浸入水中，通过水的温热作用，加强血液循环，通过静水压力作用，迫使呼吸困难，增强呼吸训练和气体代谢，从而达到心肺训练的目的。

水温：36℃～38℃。

时间：15～20分钟。

适应证：主动训练阶段的训练、维持阶段的训练、循环训练、抗阻训练。

禁忌证：患者皮肤破损者、传染病。

（二）水中运动疗法

水中运动疗法是一种浸浴和肢体运动相结合的治疗方法，其与温水的特性相结合，利用水的基本特性，既可以减重又可以抗阻，水的浮力为患者提供一个轻松、自然的减重环境，使心肺患者提早的进行步行训练、适应性练习。水的阻力可在水中进行抗阻训练，提高患者的力量、心肺功能等。

康复训练内容包括步行浴训练、halliwick 十点治疗方法、拉格斯圈疗法等。

1. 步行浴训练

患者在步行浴槽内，采用符合患者情况的水位和步行速度，增强有氧训练能力。

水温：33℃～35℃。

时间：15～20分钟。

适应证：主动训练阶段、抗阻训练。

禁忌证：患者皮肤破损者、传染病，其他有氧训练禁忌。

2. halliwick 理念

水中治疗师教授患者完成水中心理调适阶段、平衡控制阶段、水中运动阶段，既包含水中静态运动又包括水中动态运动，从而使患者提高平衡能力、协调能力、身体姿势控制能力等，进而达到心肺的整体提高。

水温：33℃～35℃。

时间：20～30分钟。

适应证：主动训练阶段的训练、维持阶段的训练、循环训练、抗阻训练。

禁忌证：患者皮肤破损者、传染病。

3. 拉格斯圈疗法

该疗法是一个强化和动态抗阻的运动模式，是主动一对一的水中治疗方法，可以提高患者的力量、协调性、稳定性、身体姿势控制能力等。

水温：33℃～35℃。

时间：20～30分钟。

适应证：主动训练阶段的训练、维持阶段的训练、循环训练、抗阻训练。

禁忌证：患者皮肤破损者、传染病。

（三）水中运动的治疗处方

1. 处方特点

确定明确的短期目标和长期目标，在制订处方和治疗过程中围绕水中运动处方进行。

2. 处方原则

处方原则因人而异，实用有效、安全可行。①根据患者的实际病情，制订水中训练方案，以患者的体力作为制订处方的依据，合理安排水中训练强度和时间；②根据不同患者的病情制订个体化、适应性的处方，保证患者在安全有效的范围内进行水中训练；③根据心肺康复的4个阶段和5个层级进行水中训练处方制订。4个阶段：卧床期的被动训练、急性修复期的康复训练、主动训练阶段的训练、维持阶段的训练。前两阶段以适应性为主，训练强度要低，后两阶段以有氧训练为主，强度相对要高。5个层级：被动训练、早期床上适应性训练、早期床下适应性训练、循环训练、抗阻训练。前四个层级强度要低，后一个层级强度要高。

3. 水中运动治疗分类

早期适应性训练，以局部浸浴疗法为主（下肢浴、四肢浴、半身涡流浴、手足蒸汽疗法）。根据患者的心肺评测结果和体力，合理安排浸浴部位。

主动训练阶段和维持阶段，主要以全身浸浴法（全身涡流浴、全身中药浴、全身蒸汽疗法）和水中运动、水中步行训练为主。

（四）水中治疗方案

1. 涡流气泡浴

涡流气泡浴是通过调节治疗槽内喷水嘴的位置和强度，使水产生漩涡式流动，结合空气压缩机产生的气泡，直接作用于人体全身或者局部，进行治疗的水疗方法。涡流气泡浴的操作方法如下：

（1）治疗前准备：患者病情的评价，根据患者的病史、临床检查及辅助资料等了解患者的病情、自理情况、合作程度及反应情况等，并做综合的评定。根据患者心肺功能情况，选择合适的涡流浴槽，检查装置各部分是否正常运行，治疗槽是否消毒完毕。对患者进行必要的解释工作及告知治疗中应注意的问题。

（2）治疗操作：①注入 2/3 容量水量，根据不同患者病情情况控制选择水温（37℃～42℃），打开涡流及充气开关；②患者采取舒适体位，将肢体浸入水中，全身涡流浴治疗时，患者不能自行进入水中，应使用升降器械转运；③启动涡流及充气装置，使水中发生涡流及气泡。设定喷射强度和喷射部位，初始，涡流强度宜轻缓，随后可根据患者耐受性增强；④治疗中可根据患者病情需要治疗师予以肢体功能训练（手、上肢、下肢及躯干），主要的训练内容有关节活动训练（主被动活动）、牵伸训练、肌群肌力耐力训练、肢体协调训练等；⑤根据医嘱决定治疗时间，一般每次 10～20 分钟。

（3）治疗后：患者擦干肢体，穿衣，休息片刻。治疗师检查患者治疗部位皮肤状况及评估患者全身生理状况。关闭浴槽开关，记录治疗单，进行治疗池洁净消毒操作。

2. 水中步行训练

该训练是一种非常有效的心血管功能训练方式，尤其适用于年老者和低强度有氧训练者，通过调节水位高低，达到不同的减重效果，根据患者的心肺功能数据，制定步行训练强度，训练过程中，治疗师通过四周的透明玻璃，查看患者训练时的情况。具体操作方法如下：

（1）治疗前准备：患者心肺功能的评价，根据患者的病史、临床检查及辅助资料等了解患者的病情、自理情况、合作程度及反应情况等，并做综合的评定。根据患者心肺功能情况，选择合适的步行训练水位，检查装置各部是否正常运行，步行治疗槽是否消毒完毕。对患者进行必要的解释工作及告知治疗中应注意的问题。

（2）治疗操作：①患者更换衣服进入步行槽内，根据不同患者病情情况选择不同的水位；②患者步行速度由慢变快，达到患者适合速度，治疗师在旁边观察并纠正步行训练时的错误；③可以在患者前进方向加高压喷射，增加前进的阻力，可根据患者心肺耐受程度逐渐增加步行训练强度；④根据医嘱决定治疗时间，一般每次 10～20 分钟。

（3）治疗后：患者擦干肢体，穿衣，休息片刻。治疗师检查患者呼吸及血压情况。关闭浴槽开关，记录治疗单，进行治疗池洁净消毒操作。

3. 水中肢体运动

该运动是指通过心肺运动功能评价后，针对心肺功能障碍患者设计有针对性的水中运动处方，然后根据处方进行各种水中运动训练的方法。水中肢体运动的种类很多，常见的有主动辅助运动、支托运动（减重）和抗阻运动等。水中运动形式也十分多样，包括水中肌耐力训练、水中平衡训练、水中步行训练、协调性训练等。

（1）水中肌耐力训练：水中肌力训练适合于肌肉力量不足特别是肌力3级及以下的患者。因为患者在水中可以获得浮力的支持，较轻松地移动肢体，由此可以帮助患者树立信心，较早的进行主动适应性心肺训练。当患者肌力提高到3级或以上时，可以通过调整运动方向、运动速度或在肢体附加阻力板等辅助器具以增加阻力，使患者获得最佳的训练效果。

（2）水中平衡功能训练：让患者站在步行双杠内，水深以患者能站稳为准，然后治疗师从不同方向，向患者身体推水作浪或用水流冲击患者，使患者平衡受到干扰，并让患者通过自己的努力，去对抗水浪或水流的冲击，使身体保持平衡，进行水中平衡功能训练。

（3）水中步行训练：水中步行训练通常比陆地上的步行训练更早进行。对因下肢无法负重或者下肢力量减弱的患者，浮力大大减轻了下肢的承重，在减重的前提下，患者可以尽早地进行步行的训练，根据患者的病情，可以让患者进行向前、向后、向侧方行走或交叉迈步，或让患者用前脚掌或足跟步行，或在水中跑步、跳跃等训练。

（4）水中协调性训练：治疗性游泳是训练协调性最好的方法。在开始时，可先由治疗师固定患者身体进行上肢或下肢的分解动作，指导患者掌握基本的游泳技巧，再逐渐过渡到患者完全独立地进行治疗性游泳。治疗师指导患者进行运动训练，针对患者不同的需求和不同部位的功能障碍，选择合适的运动形式。以上几种训练方法也可以同时灵活使用。治疗过程中及治疗后均须密切观察患者的反应，防止意外的出现。

五、心肺疾病患者水中治疗注意事项

所有水中运动训练必须严格按照循序渐进的原则进行，开展所有水中治疗技术前，治疗师首先必须考虑安全问题和患者在水中治疗时的风险，同时，每位水中治疗师也要根据自己的专业背景和知识基础作出判断，在自己能力范围内对患者实施治疗，同时，还要牢记每项水疗法对患者的影响，对医疗用水进行严格的控制，包括水温、用水感染、消毒处理等。

参 考 文 献

［1］ 廖麟荣，唐丹，刘海兵，等. 水中运动疗法在康复医学中的应用［C］第四届全国康复治疗学术大会论文摘要汇编. 2004.

［2］ 武亮. 心肺康复——生命的源动力［J］. 北京纪事，2014（006）：77-78.

［3］ 中国社区心肺康复治疗技术专家共识［J］. 中国老年保健医学，2018（16）.

［4］ 综合水疗学（第3版）［M］. 北京：金盾出版社. 2014.

第十章 呼吸训练

一、呼吸训练前若干问题的考虑

（一）患者目前呼吸功能障碍的原因是什么？是神经系统疾病还是呼吸系统疾病，或者是其他功能障碍所致

在康复实践过程中，很多功能障碍往往是互为因果，治疗师应从整体出发，仔细分析判断目前的关键点是什么，而不是单独去治疗呼吸功能障碍，那样就会"一叶障目"。中枢神经系统疾病、周围神经病、运动神经元病的治疗应有所区别。临床上常见脑卒中后吞咽障碍，误吸所致吸入性肺炎，反复肺部感染，治疗的关键则是改善吞咽功能，避免误吸的情况发生，同时积极呼吸康复治疗，改善呼吸功能。

（二）通过呼吸功能训练能否改善患者的呼吸问题

呼吸功能训练是康复中广泛应用的一种治疗手段，但不是万能的。呼吸困难的原因有很多，常见的有心功能不全、感染、运动神经元病、疼痛、焦虑抑郁等。在康复治疗过程，重点是要分析和判断呼吸问题的原因，切记盲目使用，因此，只考虑用呼吸功能训练改善呼吸问题也是不够的。

（三）患者能否适应呼吸功能训练，耐受度如何，适用什么具体的康复技术

临床实践中，呼吸康复技术种类繁多，采用什么康复技术一定是根据患者的病情，而不是所有的康复技术均适合患者。患者存在胃食管反流，采用腹部推力辅助呼吸可能会加重患者食管反流。胸部畸形的患者不适合胸廓辅助呼吸技术；骨质疏松的患者，胸廓挤压时，要避免骨折的发生；脊柱不稳定的患者也不适合反向旋转辅助技术和蝴蝶技术。

（四）什么体位适合患者进行呼吸功能训练

临床实践中，呼吸训练会优先考虑的体位是尽可能模拟正常的重力生理效应的体位，考虑体位变化对氧转运的影响，直立和活动是基本的生理体位。住院患者常保持仰卧位，这种非生理体位对氧转运是有害的。侧卧位介于直立位和仰卧位之间。一个

最佳体位并非固定不变，需要考虑影响氧转运的所有因素：疾病的种类、是否活动受限、与患者照护相关的外在因素。

1. 直立位

直立位与日常活动要求一致，如坐位活动、步行、跑步、骑行等。直立位能够使肺容积和肺容量最大化，直立位的功能残气量比坐位高，并超过仰卧位 50%。

2. 仰卧位

长期以来，仰卧位被认为可以使内脏得到休息复原，被不正确地广泛应用。长时间的卧床休息和过度的应用带来很多医疗问题。长时间的仰卧位休息会改变腹腔外形、膈肌的位置、胸腔内压、腹压、心脏功能造成腹腔脏器移位。仰卧位时胸腔内血容量增加，功能残气量和肺顺应性降低，呼吸道的阻力增加，从而容易导致气道关闭和呼吸做功增加。

3. 侧卧位

理论上侧卧位的危害比仰卧位小。侧卧位以依赖侧胸壁横断面偏移来代偿胸廓前后的扩张。侧卧位时，由于下方脏器的挤压，使得膈肌的位置出现向头侧偏移。整体来说，可使呼吸运动更大的偏移并促进肺通气和肺的气体交换。侧卧位的功能残气量下降水平在直立位和仰卧位之间。与仰卧位相比，侧卧位时顺应性增加，阻力降低，呼吸做功减少；与直立位相比，侧卧位的这些变化正好相反。

尽管直立位有很多优势，但临床中患者往往不能耐受直立位，因此，物理治疗师在临床实践中，应选择合适的体位或者患者能耐受的体位进行。尽管立位有利于患者呼吸，但是脑梗死急性期的患者，存在低血压，显然立位是不适合。颈段脊髓损伤患者，立位的呼吸康复一定注意体位性低血压的发生。

（五）了解患者意识、认知，如有疼痛，明确部位和原因

呼吸康复实践中，了解患者的意识和认知尤为重要，除了被动的肢体活动，大都需要患者参与其中。如果患者意识不清，或者不能正确理解和执行治疗师的意图，效果会大大降低。脑卒中早期，患者意识障碍合并肺部感染，需要呼吸康复介入，要根据具体情况，选用合适的呼吸治疗技术。同样，疼痛也是阻碍呼吸康复的一个原因。卒中后肩痛，应避免肩关节屈曲 - 伸展模式下的呼吸康复，或采用其他替代技术。外伤所致肋骨或脊柱骨折，因为疼痛导致呼吸受限，呼吸康复中应避免疼痛发生和影响骨折愈合。

二、基础训练

（一）上肢运动与呼吸

吸气时将患者置于易于呼吸的体位后，开始患者的治疗。通过让患者手臂抬高、

肩关节前屈、躯干伸展同时吸气。上肢的运动被动牵拉胸廓，胸腔体积增加，从而使吸气更加容易。吸气末了，让患者放下抬高的手臂、伸肩关节、躯干略前屈，同时配合呼气。上肢的运动放松了被动牵拉的胸廓，胸腔体积减小，躯干前驱增加了腹部压力，从而使呼气更加容易。

（二）翻身与呼吸

让患者尝试翻身，并观察它们是否能够用躯干屈曲或伸展来启动。躯干伸展启动翻身的患者，嘱其在翻身时吸气并向上看。躯干屈曲启动翻身的患者，指导他们翻身时首先要吸气，然后在翻身过程中呼气并收下颌。

（三）坐起与呼吸

患者从侧卧位撑起至坐位的时候，应该以同样的方式进行评估。如果患者在躯干伸展时坐起更有效，就让患者在撑起至坐起的过程中吸气。让患者在坐起过程中向上看可以加强这个动作。如果患者身体虚弱，躯干屈曲比较容易成功坐起，移动前先吸气，移动过程中应呼气并收紧下颌。需要关注的是患者在变换体位时不要屏气。

（四）站立与呼吸

站立不仅需要躯干屈曲还需要躯干伸展。患者通常使用一个节律性运动来开始从坐位到站立位的变化。让患者吸气，然后嘱其身体向前，呼出气体；身体向后时，躯干伸展并吸气。在完成站立之前，可以有几个循环来控制呼吸。患者应在呼气时启动躯干前倾；然后用力吸气启动站立，同时躯干和颈部伸展。站立时颈部主动伸展，不仅仅可以促进吸气，而且因紧张性迷路反射促进更明显的躯干伸展和伸髋肌的收缩。回到坐位时，为了最大限度地在重力影响下有控制地降低身体，应缓慢控制呼气，如缩唇呼吸或大声数数。

三、咳嗽训练技术

咳嗽是呼吸系统疾病中出现最频繁的症状之一。实际上，咳嗽有多种用途：是一种反射，也可以自主控制，是一种诊断的标志，也是一种治疗技术。本节将重点讲述咳嗽的训练技术。

（一）咳嗽的评估

（1）咳嗽的姿势不要简单地要求患者从任何能够咳嗽的位置咳嗽，而是要问，"当你感觉需要咳嗽时，你喜欢处于哪个姿势？"然后要求患者尝试做那个姿势，或辅助患者尽可能达到其习惯的姿势。密切注意患者选择的姿势。患者自发地选择增加躯干前屈的姿势，这是有助于有效呼气和气道保护。如果患者选择了不利于有效呼气和气道保护的姿势，应该根据患者的实际情况做相应的调整。

（2）咳嗽的准备不要错误地要求患者"咳嗽一下给我看"或者让患者只是简单地"展示给你咳嗽"。这不是患者清除分泌物的咳嗽方式。相反应该做的是，激励患者成功咳嗽，问患者"你能展示一下如果你有分泌物或者异物，你感觉到需要咳出的时候，你会怎么做？"

（3）提高咳嗽效果的体位和指令确保患者在上述过程中患者积极主动参与；调整患者在能够成功咳嗽的体位，尤其是躯干直立；最大限度地进行吸气，通过语言暗示、体位、主动地手臂运动；通过语言暗示和体位延长屏气时间；通过肌肉收缩、物理方法辅助或躯干运动尽可能增加胸腔和腹腔的压力；指导患者在适当时机进行躯干运动和呼气。

（二）咳嗽的四个阶段

（1）第一阶段需要吸入足够的空气为有力的咳嗽提供必要的气体，一般来说，咳嗽时应充分吸气，吸气量至少达到此人肺活量的60%。

（2）第二阶段涉及关闭声门和准备腹部和肋间肌肉的收缩。

（3）第三阶段腹部和肋间肌肉的收缩。

（4）第四阶段即最后阶段是声门打开和用力呼出空气。通常，一次用力呼气过程中患者可以咳嗽3～6次。患者 $FEV_1\%$（1秒用力呼气量 FEV_1/用力肺活量 FVC）至少大于60%是能够进行有效咳嗽的肌肉力量的很好的指标。

（三）咳嗽的训练技术

1. 泵式咳嗽

泵式咳嗽是哈气技术的延伸，而且在临床中非常有效。指示患者进行3次中等强度哈气，然后以低的肺通气量进行3个短而浅的咳嗽，不要深呼吸或高的肺通气量。按照以下顺序进行：哈气、哈气、哈气；咳嗽、咳嗽、咳嗽；重复3～4次。通常情况下，如果分泌物存在，会自发地咳嗽，或者轻的咳嗽将移动分泌物或异物。

2. 连续咳嗽

连续咳嗽就是由一个小呼吸和一个小咳嗽组成的一系列咳嗽，然后一个中等呼吸和一个中等咳嗽，最后是一个深呼吸和一个大的咳嗽。这对于术后的患者是一个很好的技术，每次尝试最大限度的咳嗽时，他们往往容易疲劳。对于这些患者，努力使空气进入肺组织远端的各个部分，接触到分泌物，让咳嗽成为自主引流的一种方式。

3. 呼吸叠加和徒手胸部按压

呼吸叠加技术通过患者独立地吸气至最大吸气量，然后屏住呼吸，在初始的呼吸基础上增加2或3次以上的最大吸气，来增加肺活量。这期间伴随着咳嗽。治疗师可以在呼气期间做胸部按压辅助咳嗽。

4. 徒手辅助技术

（1）肋膈辅助：肋膈辅助是一种辅助咳嗽技术，可以用在任何体位。临床中大多采用卧位或坐位。治疗师将手放在患者的剑突下并指导患者最大限度地进行 4 个咳嗽的阶段。在患者的一次呼气结束时，治疗师快速地将手伸向患者的肚脐方向，利用牵张反射，促进在随后吸气时较强的膈肌和肋间肌收缩。治疗师也可以应用一系列的 PNF 方法，以促进最大化的吸气。肋膈辅助技术对于肋部或腹部肌肉力弱或瘫痪的患者有明显作用。治疗师必须评估每种体位下重力和体位对该技术的适用性。

（2）腹部推力辅助：腹部推力辅助即 Heimlich 手法。这种方法需要治疗师将掌根部水平放置在患者的肚脐水平，并注意避免直接放置在较低的肋骨上。适当的定位，指示患者"深吸一口气并保持住"，然后治疗师可以促进呼气。应用 Heimlich 手法指示患者咳嗽时，治疗师用掌根在横膈膜下迅速向上向里推。让患者尽可能以适当的躯干动作辅助咳嗽。技术上，此过程对于咳嗽时强行排出气体非常有效，但要注意以下几个原因可能会导致患者极度不适：推动时的接触面积过于集中；引起了不希望出现的神经肌肉反应；造成了胃肠功能紊乱，如胃食道反流，呃逆等。因此 Heimlich 手法一般用于患者对其他技术没有疗效并且需要更有效地咳嗽时再使用的一种手法。

（3）前胸按压辅助：前胸按压辅助是在咳嗽期间按压患者前胸的上部和下部。治疗师一侧的前臂放在患者的胸大肌部位按压上胸部；另一侧前臂平行放置在胸下部（避免剑突）或腹部，或按 Heimlich 操作手法放置。与其他技术的要求一样。由于直接徒手接触胸部，可以很容易的首先促进吸气，然后是"保持住"。在呼气阶段，治疗师的双臂快速用力进行刺激。力的方向是：在上胸部向下、向后；在下胸部向上、向后。当一起进行时，两只手臂施加的压力，形似字母"V"。对于前胸壁消瘦的患者，因为压缩了附着在前胸壁的肌肉，前胸按压辅助比肋膈辅助技术更有效。研究发现侧卧位或 3/4 仰卧位是针对这种技术最有效的位置。

（4）反向旋转辅助：反向旋转技术有助于降低过高的神经肌肉张力，增加胸廓的活动度。反向旋转技术也是一种非常有效的辅助咳嗽技术。脊椎骨骼不稳定的患者是禁忌证。

首先在第一阶段中使患者取床上或垫上侧卧位，膝盖弯曲，手臂舒适地放在头部和肩关节前面。上肢在舒适范围内能被放置得越高，效果就越好。患者自然放松，让其处在一个开放舒适的体位，因为不适的感觉会增加患者的神经肌肉张力。治疗师的体位也很重要，因为会影响到施加在患者胸部的力量。治疗师站在患者身后，垂直于患者躯干。如果患者左侧卧位，治疗师把左手放在患者肩上，右手放在患者的髋关节上。然后治疗师的手不动，简单地跟随患者的呼吸循环。这使得治疗师能够对患者的主观呼吸频率和节律以及整体的神经肌肉张力进行评估。评估后，才可以进入技术的主动阶段。使用 PNF 的节律启动技术，让处于侧卧位的患者轻轻地旋转一个很小的活动度。然后逐渐增加从侧卧位到俯卧位的旋转角度。这个活动的进展通常可以降低神经肌肉的高张力，且让这个技术的第二阶段更有效。

第二阶段需要治疗师慢慢地改变体位。过渡到对角线的位置，治疗师站在或半跪在患者身后，靠近患者髋部，然后转向一个对角位置，直到大约 45° 时面对患者的头部。在患者呼气周期开始时，治疗师的左手缓慢滑过患者的肩膀，到达右侧胸肌的位置上。一定要小心，避免使用拇指或指尖，治疗师右手缓慢地回到患者右侧骶髂关节附近。治疗师在患者呼气末，轻轻将患者肩膀向后向下牵拉，同时将患者的臀部向上向前推，让患者尽量努力咳嗽，同时在患者躯干前屈时，治疗师迅速而有力地用手按压患者的胸部。这个活动可以促使患者更完全地呼气，促进充分地咳嗽。

当患者开始下一个吸气时，治疗师的左手回到患者的右侧肩胛，右手滑向患者的右侧髂嵴。当患者吸气时，治疗师慢慢牵伸患者的胸部以促进吸气。治疗师的左手向上并远离脊柱的方向推动患者的肩胛骨，右手将骨盆向下向后牵拉至最大化三个平面的通气，促进吸气。治疗师指导患者在吸气末 "保持住"。为呼气咳嗽做好准备。

这套手法一般重复 3～5 个周期。意识不清或者没有反应的患者仍然可以通过该技术完成气道的廓清。如果患者能主动参与可以更有效的排出分泌物或异物，但技术中患者参与并不是决定性的。绝大多数患者和治疗师发现，反向旋转辅助是最舒适和最有效地清除痰和分泌物的辅助手段。

（5）自我辅助：自我辅助咳嗽技术是用于患者咳嗽时的自我辅助。体位有肘部支撑、长腿坐位、端坐位、手膝位等。下面介绍端坐位自我辅助咳嗽。

患者端坐在床边或轮椅上，双手放在腿上，下肢放置在地面。要求患者在强烈的自主咳嗽后最大吸气的同时躯干向后伸展。咳嗽时，患者将手按在膈肌下部，类似 Heimlich 手法的动作。手模仿腹部肌肉收缩促使膈肌上下移动。对于膈肌或者腹部肌肉力弱的患者是有效的自我辅助技术。如果患者不能独立坐位，可给予一定的辅助。在这个技术中同样可以加入 PNF 技术，让患者在运动中吸气、保持、咳嗽，躯干屈曲和手臂向对侧膝关节伸展。

（四）咳嗽辅助器具

如果患者不能独立咳嗽，需要辅助咳嗽技术或器械来清除分泌物。吸痰一直是最常用的协助去除分泌物的方法，但是不是所有患者都能耐受，经口吸痰比较简单容易，气管切开后气管内吸痰因为其侵入性，患者感觉更不舒服。因此，随着科技的发展，出现了很多既舒适安全，又能提高排除分泌物的新设备，咳嗽辅助机。具体不在此处详细介绍。

四、呼吸促进训练技术

（一）缩唇呼吸

缩唇呼吸是指吸气时用鼻子，呼气时嘴呈缩唇状施加一些抵抗，缓慢呼气的一种方法。此方法气道的内压增高，能防止气道的陷闭。使每次通气量上升，呼吸频率、每分通气量降低，可调解呼吸。吸气和呼气的比例在 1∶2 进行，逐渐达到吸气和呼气的比例在 1∶4。

（二）腹式呼吸

腹式呼吸的目的是横膈的活动变大，胸锁乳突肌、斜角肌等呼吸辅助肌的活动减少，从而使每次通气量、呼吸效率、动脉氧分压上升，使呼吸频率、分钟通气量减少。腹式呼吸法中主要使用的呼吸肌是膈肌，因此也称为横膈呼吸。在进行深呼吸时，膈肌可有上下 7～13cm 的移动，也就是横膈有 1750～3250mL 的通气能力。仰卧位对横膈的影响最大，由于受重力影响，位置比立位高 2cm。腹式呼吸训练时，物理治疗师应注意把握患者的呼吸节律，在开始训练时，顺应患者的呼吸节律进行呼吸指导是非常重要的。在开始是不要进行深呼吸，腹式呼吸不是腹式深呼吸。一开始就进行深呼吸可能加重患者的呼吸困难。腹式呼吸的指导应在肺活量的 1/3～2/3 通气量的程度上进行。患者也可使用姿势镜等视觉反馈进行训练。

（三）肋间肌放松手法

患者取床上仰卧位或侧卧位，自然放松，让其处在一个开放舒适的体位，治疗师站立在患者一侧，一手放在患者肋弓下缘，沿肋骨向下走行放置，张开手指，另一手放在患者的上一节段的肋骨上。然后治疗师的手不动，简单地跟随患者的呼吸循环。这使得治疗师能够对患者的主观呼吸频率和节律以及整体的神经肌肉张力进行评估。评估后，才可以进入技术的主动阶段。嘱患者吸气，在吸气终末，双手向相反方向，像拧毛巾一样运动，吸气时解除压迫。方向从下部肋骨到上部肋骨逐一肋间进行牵张放松，两侧胸廓分别进行，重复 3～5 次。

（四）胸廓辅助法

1. 下部胸廓辅助法

患者仰卧位或侧卧位，治疗师站在患者的侧方，肘关节轻度屈曲，双手放在患者下部肋弓处上。首先治疗师的手不动，简单地跟随患者 2～3 个呼吸循环。然后逐渐开始加压，在呼气时，向下、向内挤压患者的胸廓，辅助患者呼气的方法。压迫的方法是呼气时施加治疗师的体重，吸气时，让胸廓自然回弹，不施加压力。注意手法操作过程中不要影响正常的呼吸运动和节律。

2. 上部胸廓辅助法

患者仰卧位或端坐位，卧位时治疗师站在头侧，坐位时治疗师站在身后。双手放在锁骨稍下方，两拇指放在胸骨上，其余四指张开覆盖在两侧上胸部。首先治疗师的手不动，简单地跟随患者 2～3 个呼吸循环。然后逐渐开始加压，在呼气时，向下、向内挤压患者的胸廓，辅助患者呼气的方法。此方法主要针对呼吸困难伴有上部胸廓活动度差的患者，以及上腹部术后横膈膜运动受到抑制须辅助呼吸的患者。

3．一侧胸廓辅助法

患者仰卧位或侧卧位，治疗师站在患者的侧方，一手放在上部胸廓，另一手放在下部胸廓。首先治疗师的手不动，简单地跟随患者2～3个呼吸循环。然后逐渐开始加压，在呼气时，向下、向内挤压患者的胸廓，辅助患者呼气的方法。

（五）腹部肌肉激活手法

患者仰卧位，治疗师一手经患者头后至对侧肩部，用手固定肩部，另一手放置在腹直肌上。嘱患者坐起，肩后的手给予一定的辅助，腹部的手向下按压，促进腹直肌收缩。这个过程要根据患者的实际情况而给予适当的辅助。如果患者坐起时，嘱患者躯干向右侧膝关节方向旋转，则激活左侧的腹外斜肌和右侧的腹内斜肌。

（六）关节松动手法

关节松动手法主要是针对肋横突关节和胸肋关节，患者坐位或侧卧位，治疗师站在患者侧方。治疗师一侧手握着患者前臂，另一手放置在肋横突关节外侧。患者吸气并引导患者屈曲肩关节，另一手向上推肋骨以助肋骨上移。呼气时，引导患者伸肩关节，另一手向下推肋骨以助肋骨下降。通过关节松动手法，促进呼吸运动。强化呼吸运动时，可改为抗阻手法。

（七）蝴蝶技术

如果患者有很好的活动控制，可能更适合直立状态下实施的技术。患者取无支撑坐位，治疗师根据患者平衡的需要，站在其后面或者前面，让患者双臂抬高，形成一个类似蝴蝶的姿势。蝴蝶技术同其他技术一样促进患者更深的吸入气体和呼出气体：吸气时，肩关节屈曲，躯干伸展；呼气时，肩关节伸直，躯干屈曲。

参 考 文 献

［1］霍明，陈立嘉．康复治疗技术［M］．北京：人民军医出版社，2009.

［2］孟申．肺康复［M］．北京：人民卫生出版社，2007.

［3］朱大年，王庭槐．生理学［M］．8版．北京：人民卫生出版社，2013.

［4］DONALDA. A.骨骼肌肉功能解剖学［M］．2版．刘颖等译．北京：人民军医出版社，2014.

［5］DONNA FROWNFELTER.心血管系统与呼吸系统物理治疗证据到实践［M］．2版．郭琪等译．北京：北京科学技术出版社，2017.

［6］JENNIFER A Pryor，S AMMANI PRASAD．成人和儿童呼吸与心脏问题的物理治疗［M］．4版．喻鹏铭等译．北京：北京大学医学出版社，2011.

第十一章　协调性训练

一、协调

协调性训练是让患者在医师控制下，训练其在神经系统中形成预编程序，自动的、多块肌肉协调运动的记忆轨迹，从而使患者能够随意再现多块肌肉协调主动运动形式的能力，而且比单块肌肉随意控制所产生的运动更迅速、更精准、更有力。

协调（coordination）是指人体产生平滑、准确、有控制的运动的能力。所完成运动的质量应包括按照一定的方向和节奏，采用适当的力量和速度，达到准确的目标等几个方面。正常的随意运动需要由原动肌的收缩、拮抗肌的松弛、固定肌的支持固定以及中和肌的协调收缩共同参与完成。协调功能主要协调各组肌群的收缩与放松。动作过程的准确流畅与否取决于这些肌肉在速度、幅度和力量方面的密切协调，同时体现神经系统在不同时间内对各组肌肉运动单位的募集数目和冲动频率的控制作用。协调与平衡密切相关，不协调的运动是笨拙的、不平衡的和不准确的运动。

（一）协调的维持机制

简单来说，保持人体协调需要三个环节的参与：感觉输入、中枢整合和运动控制。但与平衡有所不同，协调的感觉输入主要包括视觉和本体感觉，而前庭觉所起的作用不大；中枢的整合作用依靠大脑反射调节和小脑共济协调系统，其中小脑的协调系统起到更为重要的作用，小脑的损伤除了出现平衡功能障碍外，还可出现共济失调；运动控制要依靠肌群的力量。以上三个环节共同作用，就可以保证协调功能的正常，无论哪一个出现问题，都会导致协调功能障碍。

（二）与平衡功能训练的区别

协调功能训练的方法与平衡功能训练方法基本相同，二者的区别在于侧重点不同。平衡功能的训练侧重于身体重心的控制，以粗大动作、整体动作训练为主。协调功能训练侧重于动作的灵活性、稳定性和准确性，以肢体远端关节的精细动作、多关节共同运动的控制为主，同时强调动作完成过程的质量，例如动作的完成是否正确、准确、在完成过程中有没有出现肢体的震颤等。协调功能评定的方法如指鼻试验、轮替试验等，这些动作既可以用来进行评定，同时也可以用来进行协调训练。具体的训练方法主要包括轮替动作的练习和定位的方向性动作练习两个方面。

（三）协调训练的注意事项

在进行协调功能训练时，治疗师要明确的注意事项：

（1）协调功能训练适用于具有协调功能障碍的患者。

（2）当患者具有严重的心律失常、心力衰竭、严重感染或严重的痉挛等则暂时不宜训练。

（3）训练前、训练中要注意协调功能评定，以了解问题所在，制订或修改训练方案。

（4）协调功能训练不是孤立进行的，要同时进行相应的肌力训练、平衡功能训练、柔韧性训练等。

（四）协调性训练分类

协调性训练主要用于小脑性前庭性、额叶性、锥体外系运动失调，以及因本体感觉受损等所致的协调运动障碍。主要方法是在不同体位下分别进行肢体、躯干、手足协调性的活动训练。因此可以分为上肢协调性训练、下肢协调性训练和躯干协调性训练。另外也可根据协调训练的先后顺序分为单块肌肉训练法和多块肌肉训练法。单块肌肉训练要求根据不同病情采取不同的体位。训练时要求患者集中注意力到训练的肌肉上，治疗师给患者做被动运动或辅助运动时，嘱患者用意念去想象运动过程，体会肌肉运动的感觉。当训练的肌肉能做有力的动作，并且能控制运动时，治疗师应减少协助，直至患者能进行正确的抗重力收缩。对有肌张力亢进者，应先进行缓慢的全关节被动牵伸，以减轻亢进的肌张力，或先进行肌肉放松训练。当单块肌肉活动熟练后，开始进行复杂综合的多块肌肉协调动作的训练。多块肌肉训练时可以根据不同病情在不同体位下采用被动运动训练方法、神经生理学疗法、作业疗法、肌电反馈疗法、Frenkel 训练法等。

（五）影响协调训练的因素

（1）与协调有关的感觉的作用视觉、本体感觉与协调有重要关系。视觉对协调功能有补偿作用，本体感觉同样有益于协调的维持。

（2）动作的频率。协调动作的频率越低，越易保持协调，反之，协调动作的频率越高，则越易失去协调性。

（3）与协调有关的运动控制系统中枢神经系统和肌肉骨骼系统的功能越接近正常，则协调功能越接近正常。

（4）其他因素如精神、心理、认知和患者的主动性等。患者有抑郁或焦虑情绪会影响协调训练的效果，认知功能差则训练效果可能不明显，主动性差也会影响训练效果。

（六）协调训练的基本原则

根据患者的具体病情，在进行正确评定后，通常采用以下技术顺序进行训练：

（1）所有患者都应从卧位练习开始，逐渐过渡到坐位、站位、步行中进行训练。

（2）应先从简单的单侧动作开始，逐步进行比较复杂的动作，如单双侧同时、上下肢同时、上下肢交替以及两侧同时做不同的工作。

（3）在运动的范围和速度上，先做大范围和快速的动作，熟练后再做小范围的缓慢动作练习。

（4）有残疾者进行协调性练习时，如两侧轻重不等，应先从轻的一侧开始。如两侧相同程度残疾，则原则上先从右侧开始。

（5）必须先完成单块肌肉简单、单一动作协调能力训练后，方可进行多块肌肉更复杂的协调运动训练。

（6）复杂的动作应分解成多个单独动作进行反复练习，直到能准确完成方可将各分解动作合并在一起训练。

（7）先睁眼进行训练，最后到闭眼进行训练。

二、平衡

（一）定义

平衡（balance equilibrium）是指物体所受到来自各个方向的作用力与反作用力大小相等，使物体处于一种稳定的状态（即牛顿第一定律）。人体平衡比自然界物体的平衡复杂得多，平衡是指身体所处的一种姿势状态，并能在运动或受到外力作用时自动调整并维持姿势的一种能力。

（二）分类

人体平衡可以分为以下两大类：

1. 静态平衡

静态平衡指的是人体或人体某一部位处于某种特定的姿势，例如坐或站等姿势时保持稳定的状态。

2. 动态平衡

动态平衡包括两个方面：①自动态平衡：指的是人体在进行各种自主运动，例如由坐到站或由站到坐等各种姿势间的转换运动时，能重新获得稳定状态的能力；②他动态平衡：指的是人体对外界干扰，例如推、拉等产生反应、恢复稳定状态的能力。

（三）平衡反应

平衡反应指当平衡状态改变时，机体恢复原有平衡或建立新平衡的过程，包括反应时间和运动时间。反应时间是指从平衡状态的改变到出现可见运动的时间；运动时间是指从出现可见运动到动作完成、建立新平衡的时间。

平衡反应使人体不论在卧位、坐位、站立位均能保持稳定的状态或姿势，是一种自主反应，受大脑皮质控制，属于高级水平的发育性反应。人体可以根据需要进行有意识地训练，以改善或提高平衡能力，例如体操、技巧等项目的运动员或舞蹈、杂技演员的平衡能力明显高于普通人群。各种原因引起平衡能力受损后，通过积极的治疗和平衡训练，可以使平衡功能得到改善或恢复。

（四）平衡反应形成规律

通常在出生 6 个月时形成俯卧位平衡反应，7～8 个月形成仰卧位和坐位平衡反应，9～12 个月形成蹲起反应，12～21 个月形成站立反应。

（五）特殊平衡反应

除了一般的平衡反应之外，尚有两种特殊平衡反应。

1. 保护性伸展反应

当身体受到外力作用而偏离原支撑点时，身体所发生的一种平衡反应，表现为上肢和（或）下肢伸展，其作用在于支持身体，防止摔倒。

2. 跨步及跳跃反应

当外力使身体偏离支撑点或在意外情况下，为了避免摔倒或受到损伤，身体顺着外力的方向快速跨出一步，以改变支撑点，建立新平衡的过程，其作用是通过重新获取新的平衡，来保护自己避免受到伤害。

（六）平衡的维持机制

为了保持平衡，人体重心必须垂直地落在支撑面的范围内。支撑面是指人体在各种体位下（卧、坐站立、行走）所依靠的接触面。站立时的支撑面为包括两足底在内的两足之间的面积。支撑面的大小影响身体平衡。一般认为，保持人体平衡需要三个环节的参与：感觉输入、中枢整合和运动控制。而前庭系统、视觉调节系统、躯体本体感觉系统、大脑平衡反射调节、小脑共济协调系统以及肌群的力量在人体平衡功能的维持上都起到了重要作用。

1. 适当的感觉输入

感觉输入正常情况下，人体通过视觉、躯体觉、前庭觉的传入来感知站立时身体所处的位置以及与地球引力和周围环境的关系。因此，适当的感觉输入，特别是视觉、躯体和前庭信息对平衡的维持和调节具有前馈和反馈的调节作用。

（1）视觉系统：由视网膜所收集到的信息经过视觉通路传入到视中枢，提供周围环境及身体运动和方向的信息。在视觉环境静止不动的情况下视觉系统能准确感受环境中物体的运动以及眼睛和头部的视空间定位。如果去除或阻断视觉输入（如闭眼、戴眼罩或在黑暗的环境中），此时姿势的稳定性要比睁眼站立时显著下降。这也是视觉障碍者或老年人出现平衡能力下降的原因之一。

（2）躯体感觉：与平衡的维持有关的躯体感觉包括皮肤感觉（触、压觉）和本体感觉。在维持身体平衡和姿势的过程中，与支撑面相接触的皮肤的触觉、压觉感受器向大脑皮质传递有关体重的分布情况和身体重心的位置；分布于肌肉、关节及肌腱等处的本体感受器（属于螺旋状感觉神经末梢）收集随支撑面而变化的信息（如面积、硬度、稳定性以及表面平整度等而出现的有关身体各部位的空间定位和运动方向），经深感觉传导通路向上传递。正常人站立在固定的支撑面上时，足底皮肤的触觉、压觉和踝关节的本体感觉输入起主导作用，当人体失去了感受支持面情况的能力，姿势的稳定性就会受到影响，需要其他感觉特别是视觉系统的输入。如果此时闭目站立，由于同时失去了躯体和视觉的感觉输入，身体出现倾斜、摇晃，并容易摔倒。

（3）前庭系统：包括三个半规管，感知人体角加速度运动，椭圆囊、球囊（耳石器）感知的瞬时直线加速运动及与直线重力加速有关的头部位置改变的信息，经中脑的第四对脑神经（滑车神经）进入脑干。头部的旋转刺激了前庭系统中的两个感受器，其一为半规管内的壶腹脊（运动位置感受器），能感受头部在三维空间中的运动角加（减）速度变化而引起的刺激。其二为前庭迷路内椭圆囊斑和球囊斑，感受静止时的地心引力和直线加（减）速度变化而引起的刺激。

2. 中枢整合三种感觉信息输入

在脊髓、前庭核、内侧纵束、脑干网状结构、小脑及大脑皮质等多级平衡觉神经中枢中进行整合加工，并形成产生运动的方案。当体位或姿势变化时，为了判断人体重心的准确位置和支持面情况，中枢神经系统将三种感觉信息进行整合，迅速判断何种感觉所提供的信息是有用的，何种感觉所提供的信息是相互冲突的，从中选择出那些提供准确定位信息的感觉输入，放弃错误的感觉输入。

3. 运动控制（输出）

中枢神经系统在对多种感觉信息进行分析整合后下达运动指令，运动系统以不同的协同运动模式控制姿势变化，将身体重心调整回到原来的范围内或重新建立新的平衡。

当平衡发生变化时，人体可以通过三种调节机制或姿势性协同运动模式来应变，包括踝策略、髋策略及跨步策略机制。

（1）踝策略（ankle strategy）：人体站在一个比较坚固和较大的支持面上，受到一个较小的外界干扰如较小的推力时，身体重心以踝关节为轴进行前后转动或摆动（类似钟摆运动），以调整重心，保持身体的稳定性。

（2）髋策略（hip strategy）：正常人站立在较小的支持面上（小于双足面积），受到一个较大的外界干扰时，稳定性明显降低，身体前后摆动幅度增大。为了减少身体摆动使重心重新回到双足的范围内，人体通过髋关节的屈伸活动来调整身体重心和保持平衡。

（3）跨步策略（stepping strategy）：当外力干扰过大，使身体的波动幅度增加，重心超出其稳定极限，髋调节机制不能应答平衡的变化时，人体启动跨步调节机制，自动地向用力方向快速跨出或跳跃步，来重新建立身体重心支撑点，为身体重新确定稳定站立的支持面，避免摔倒。

此外，前庭神经系统，内侧纵束向头部投射影响眼肌运动，经前庭脊髓通路向尾端投射维持躯干和下肢肌肉兴奋性，经 Y 运动纤维传出的冲动调整梭内肌纤维的紧张性；而经运动纤维发放的冲动调整骨骼肌的收缩，使骨骼肌保持适当的肌张力能支撑身体并能抗重力运动，但又不会阻碍运动。交互神经支配或抑制可以使人体能保持身体某些部位的稳定，同时有选择性地运动身体的其他部位，产生适宜地运动，完成大脑所制订的运动方案，其中静态平衡需要肌肉的等长运动，动态平衡需要肌肉的等张运动。上述几方面的共同作用结果，使得人体保持平衡或使自己处于一种稳定的状态。

（七）平衡训练的原则

1. 安全性

训练平衡功能的原则是在监护下，先将患者被动地往各个方向推到失衡或接近失衡的点上，然后让他自行返回中位或平衡的位置上。训练中要注意从前面，后面、侧面或东角线的方向上推或拉患者，让他达到或接近失衡点；要密切监控以防出现意外，但不能扶患者，否则患者因无须作出反应而失去效果；一定要让患者有安全感，否则因害怕而诱发全身痉挛出现联合反应，加重病理模式。

2. 循序渐进

（1）支撑面积由大到小：训练时支撑面积逐渐由大变小，即从最稳定的体位逐步过渡到最不稳定的体位。开始时可以在支撑面积较大或使用辅助器具较多的体位进行训练，当患者的稳定性提高后，则减小支撑面积或减少辅助器具的使用。可以从双脚站立到单脚站立再到踮脚站立，支撑面积逐渐变小。

（2）稳定极限由大变小：支撑面越大、越硬、越平整，则稳定极限越大，越容易保持平衡。因此开始训练时除了支撑面由大变小外，还应由硬而平整的支撑面逐步过渡到软而不平整的支撑面下进行。如从双脚垫上站立到双脚平衡垫上站立再到双脚平衡半球上站立。

（3）从静态平衡到动态平衡：首先恢复患者保持静态平衡的能力，即能独自坐或独自站立。静态平衡需要肌肉的等长收缩，因此，可以通过训练维持坐或站立的躯干肌肉保持一定的肌张力来达到静态平衡。当患者具有良好的静态平衡能力之后，再训练动态平衡。动态平衡需要肌肉的等张收缩。在动态平衡的训练过程中，要先训练动态平衡，即当患者能保持独自坐或独自站立时，治疗人员从前面、后面、侧面或在对角线的方向上推或拉患者，将患者被动地向各个方向推动，使其失去静态平衡的状态，以诱发其平衡反应，然后让患者回到平衡的位置上。他动态训练中要掌握好力度，逐渐加大，以防出现意外。当患者对他动态平衡有较好地反应后，最后训练自动态平衡。

即让患者在坐位和站立位上完成各种主动或功能性活动，活动范围由小到大。最后再次进行其他动态平衡训练，此时给予患者的干扰较大，增加其对抗干扰的能力。

（4）逐渐增加训练的复杂性：平衡反应的训练可在床、椅、地面等稳定的支撑面上，也可在摇板、摇椅、滚筒、大体操球等活动的支撑面上。一般先在稳定的支撑面上，后在活动的支撑面上。为增加难度，可在训练中增加上肢、下肢和躯干的扭动等。

（5）从睁眼到闭眼：视觉对平衡功能有补偿作用，因而开始训练时可在睁眼状态下进行，当平衡功能改善后，可增加训练难度，在闭眼状态下进行。

3. 个体化原则

因人而异，制订个体化训练方案。每个患者的病因不同，平衡功能障碍的类型以及产重程度均不相同，因此要坚持个体化原则。

4. 综合性训练

平衡功能障得一般不是孤立存在的，患者可能同时有其他功能障碍，如肌力下降，肌张力异常或言语、认知功能障碍等，需同时进行治疗，综合康复。

（八）平衡训练的注意事项

在进行平衡功能训练时，治疗师要明确的注意事项：

（1）平衡功能训练适用于具有平衡功能障碍的患者。

（2）当患者具有严重的心肺等疾患，生命体征不稳定时，暂不宜训练。

（3）训练时，治疗师要在患者旁边注意监护，以免发生跌倒。

（4）训练前、训练中或出院前要注意平衡功能评定，以制订或修改训练方案。

（5）当患者同时存在其他功能障碍时，要注意综合康复。

三、柔韧性

所有年龄段的人都可以通过柔韧性练习提高 ROM 或柔韧性。运动者的 ROM 在柔韧性练习后会立即增加，并且他 / 她在每周进行至少 2～3 次，坚持 3～4 周的规律拉伸之后其关节 ROM 也会长期增长。柔韧性练习还可提高韧带的稳定性和平衡性，特别是与抗阻训练结合进行时。规律的柔韧性练习可能会减少运动者的肌肉韧带损伤、预防腰痛，或者缓解肌肉酸痛，但实际作用尚不明确。

柔韧性练习的目的是根据个性化训练目标来发展大肌群 / 韧带群的 ROM。肌肉温度升高时进行柔韧性练习的效果最好，运动者可以通过主动热身或热敷、洗澡等被动方法提高肌肉温度，当然不同的肌肉肌腱单元对升温的反应可能不同。

拉伸活动会导致肌肉的力量和爆发力发生即刻的、短期的降低，特别是当运动者在拉伸后进行以力量和爆发力为主的运动时这一负面影响尤为明显。目前根据已有的研究结果，较合理的建议是运动者在执行一般体适能计划时，可以将柔韧性练习安排在心肺耐力或抗阻训练之后，或者单独进行。

运动者进行拉伸练习时，当他 / 她感觉到肌肉轻微紧张后，应该保持这一姿势 10～30 秒就可以达到提高 ROM 的目的，延长拉伸的时间只对老年人更有益。如果老年人将拉伸时间延长到 30～60 秒可以获得更大的柔韧性。建议所有年龄段的人在进行 PNF 练习时，首先进行 3～6 秒的低到中等强度的收缩（即 20%～75% 最大随意收缩），紧接着由搭档进行辅助拉伸 10～30 秒。根据运动者的需要，每个柔韧性练习都应重复 2～4 次，累计达到 60 秒。例如，运动者可以拉伸 2 次，每次 30 秒；也可以拉伸 4 次，每次 15 秒。按照上述指南制订的拉伸计划，大多数人不超过 10 分钟即可完成。

表 11-1　柔韧性练习运动处方

FITT-VP	循证推荐
（F）频率	● 至少每周 2～3 次，每天练习，效果最好
（I）强度	● 拉伸达到拉近或轻微不适状态
（T）时间	● 推荐大多数人静力拉伸保持 10～30 秒 ● 老年人拉伸保持 30～60 秒获益更多 ● 在进行 PNF 时，最好时先进行 3～6 秒的轻到中等强度收缩（即 20%～75% 最大随意收缩），紧接着进行 10～30 秒的辅助拉伸
（T）类型	● 建议对所有主要肌肉肌腱单元进行一系列的柔韧性练习 ● 静力拉伸（即主动和被动拉伸）、动力拉伸、弹震拉伸以及 PNF 都是有效方法
（V）量	● 合理的练习量：柔韧性练习的总时间为 60 秒
（P）模式	● 建议每个柔韧性练习都重复 2～4 次 ● 肌肉温度升高时进行柔韧性练习的效果最好，通过主动热身或热敷、洗澡等被动方法都可以提高肌肉的温度
进展	● 尚无最佳进行计划建议

四、步态

步行（walking）是指通过双脚的交互移动来安全、有效地转移人体的一种活动，是上肢躯干、骨盆、下肢各关节及肌群的一种规律、协调的周期性运动。步态（gait）是步行的行为特征，是一个人行走时的表现形式，又称行走模式。正常人的行走模式虽然不同，各有特点，但并不需要特别关注。正常人走路是人体四肢、躯干都参与的复杂的但非常协调的运动过程，正常步态具有身体平稳、步长适当和耗能最少的特点。正常成年人行走时，一般是抬头、挺胸、双臂自然下垂于身体的两侧，双下肢均匀地、有节奏地周期性交替摆动，重心对称的左右移动，关节屈伸及步态的时空参数具有良好的对称性。行走及步态是中枢神经系统的终极目标在生物力学水平上的体现，第一级水平即神经学水平为运动单位的许多兴奋性和抑制性信号汇聚；第二级水平即肌肉水平是肌肉力量的大小通过运动单位募集率的高低而体现；第三级水平即关节水平是所有主动肌与拮抗肌力矩作用的结果。正常步态有赖于中枢神经系统、周围神经系统及肌肉骨骼系统的协调工作，任何环节的失调都可能影响步态。

（一）基本概念

1. 自然步态

（1）定义：人在正常自然的条件下移动身体，交替迈出脚步的定型的姿态称为自然步态。人在学会步行以后，首先是在父母或其他人的保护下完成步行，经过不断强化，最后形成动力定型。这种皮质动力定型的形成使皮质活动变得容易和自动化，同时使皮质活动更加迅速和精确，从而减轻皮质的工作负担，使得正常人的走路不用刻意思考。当然当动力定型形成得非常巩固的时候，改变也是非常困难的，所以在步态训练时，一旦发现错误动作，一定要及时纠正，防止动力定型的形成。

（2）基本要素：合理的步行周期、步长、步宽、步频、足偏角；躯干平衡稳定；降低能量消耗及省力等。

（3）生物力学因素：具有控制人体向前运动的肌力或机械能；当足触地时能缓冲对下肢各关节的撞击力；充分的廓清；髋、膝、踝关节的合理运动等。

2. 步行周期

步行周期（gait cycle）是指完成一个完整步行过程所需要的时间，即指一条腿向前迈步，至该足跟着地时起，至该足跟再次着地时止所用的时间，称为一个步行周期。在每个步行周期中，每一侧下肢都要经历一个与地面由接触到负重，再离地腾空向前挪动的过程，因此，根据下肢在步行时的位置，又可分为支撑相和摆动相，见表11-2正常步行周期示意图。

（1）支撑相（stance phase）指下肢接触地面和承受重力的时间，即从足跟着地到足趾离地的过程，占整个步行周期的60%。支撑相大部分时间是单足支撑，小部分时间是双足支撑。双支撑相的时间与步行速度成反比。步行障碍时往往首先表现为双支撑相时间延长，以增加步行的稳定性。

（2）摆动相（swing phase）指足趾离开地面腾空向前迈步到该足再次落地之间的时间，占整个步行周期的40%。

表 11-2　正常步行周期示意图

右足					
支撑相			摆动相		
早期	中期	末期	早期	中期	末期
双支撑		双支撑			

左足					
支撑相	摆动相			支撑相	
末期	早期	中期	末期	早期	中期
双支撑				双支撑	

0%　　　　　　　　　　　　　　50%　　　　　　　　　　　　　　100%

（二）传统的步行周期划分法

除了将每一步行周期分为支撑相和摆动相外，每个时相又根据经历过程细分为若干个时期：

（1）支撑相分期：足跟着地、全足底着地、支撑相中期、足跟离地、足趾离地。

（2）摆动相分期：摆动初期（又称加速期）、摆动中期、摆动末期（又称减速期）。

（三）步行训练的条件

人类正常、自然的步行，需要满足如下条件：

（1）肌力：肌力是完成关节运动的基础，包括核心稳定肌和整体运动肌。运动系统的功能就是产生力，并且传递或分解力。通常软骨应对轴向压力、韧带、小关节、局部稳定肌应对剪切力。为了保证步行周期的支撑相稳定，单侧下肢必须有足够的肌力与负重能力保证能够支撑体重的 3/4 以上。以 60kg 体重的正常成人为例，单腿必须能支撑 45kg 以上的体重。或者双下肢的伸肌（主要是指股四头肌、臀大肌等）应达 3 级以上，这样才能保证另一侧下肢能够从容完成向前摆动的动作。

（2）平衡能力：步行时人的身体重心随着步行的速度不同，进行着复杂地加速与减速运动，为了保持平衡，人体重心必须垂直地落在支撑面的范围内，所以平衡能力是步行得以完成的基本保证。不同的步行环境对平衡有不同的要求，如果只是在室内的步行，平衡能力只需 2 级；一旦进行室外步行，则平衡能力必须达到 3 级。

（3）协调能力及肌张力均衡：协调是多组肌群共同参与并相互配合，平稳、准确和控制良好的运动能力。步行中为了保证双下肢各关节在步行周期的各个不同时期发挥正常作用，双侧上、下肢的肌肉主要是指引起各关节运动的主动肌、固定肌以及协同肌和拮抗肌之间，能协调配合，特别是主要收缩肌与拮抗肌之间的肌张力和肌力的协调匹配，保证了下肢各关节在步行时有足够的活动度，能正常运动，从而形成正常的自然步态。

（4）感觉功能及空间认知功能：感觉是运动的基础，任何运动都是在感觉反馈的基础上进行的。特别是本体感觉直接影响步行的完成。步行中上下肢各关节所处的位置，落步时的步幅及深浅高低等均直接影响步行完成的质量。

（5）运动控制功能：运动控制是指人体调节或者管理动作的能力，包括肢体精确完成定功能活动的能力。任何原因导致步行调控系统损伤，都会造成步态异常，甚至造成步行障碍。

（四）影响步行的因素

1. 骨关节因素

由于运动损伤、骨关节疾病、先天畸形、截肢、手术等造成的躯干、骨盆、髋、膝、踝、足静态畸形和两下肢长度不一致。疼痛和关节松弛等也对步态产生明显影响。

2．神经肌肉因素

中枢神经损伤，包括中风、脑外伤、脊髓损伤和疾病、脑瘫、帕金森病等造成的痉挛步态、偏瘫步态、剪刀步态、共济失调步态、蹒跚步态等。原发性原因主要是肌肉张力失衡和肌肉痉挛；继发性因素包括关节和肌腱挛缩畸形、肌肉萎缩、代偿性步态改变等；外周神经损伤包括神经丛损伤、神经干损伤、外周神经病变等导致的特定肌肉无力性步态等；儿童患者可伴有继发性骨骼发育异常。

（五）步行训练的综合措施

主要采取的综合性措施包括：步行训练、药物、手术治疗、物理治疗。

1．基础训练

基础训练主要针对关节挛缩、肌肉软弱无力、关节活动度受限、平衡协调障碍等进行训练。而对于中枢性损伤引起的偏瘫步态、共济失调步态等，则应以步态矫治即矫治异常步行模式为主。

2．辅助工具的使用

对两腿长度不一，可用垫高鞋矫正，而对于关节挛缩畸形或肌肉软弱无力，造成下肢支撑障碍的患者，可配以适当的矫形器或辅助工具如踝足矫形器（AFO）、膝踝足矫形器（KAFO）、往复式站立行走支具（ARGO）、低位不带髋的往复式站立行走支具（WAIKABOUT）等，以及各种拐杖、助行推车等。

3．手术矫治

对严重的关节挛缩、关节畸形的患者，可通过关节松解、肌腱延长、截骨矫形等进行手术；对某些肌性异常还可进行肌肉移位术或重建手术，对某些严重的内收肌痉挛者，可行选择性脊神经根切断等手术。

4．药物

对症用药，针对患者存在的痉挛、疼痛、认知功能障碍，配合给予中枢性解痉药、止痛药和促进脑代谢、改善脑循环及认知类药物等；对疼痛步态、Parkinson步态，应先控制基础病，再结合步态训练方可有效。

5．物理治疗

功能性电刺激，针对各种软弱肌肉或痉挛肌的拮抗肌所进行的训练，通过刺激达到解痉和提高肌力的目的。近年来肌电反馈功能性电刺激广泛应用于临床，主要针对足下垂或患者手抓、握等功能障碍的中枢性损伤患者进行运动再学习和训练。

（六）常见异常步态矫治训练

主要是根据引起异常步态的原因所进行的针对性训练。

1．剪刀步态

剪刀步态多见于内收肌高度痉挛、髋外展肌肌力相对或绝对不足的脑瘫、脑卒中后偏瘫、截瘫等。矫治训练方法：①手法牵伸内收肌；②对顽固性痉挛，手法牵伸效果不理想，可考虑神经肌肉阻滞治疗；如为全身性肌张力增高，可给予口服中枢性解痉药；③强化拮抗肌即臀中肌的肌力训练；④温热敷或冷敷；⑤采用神经生理学治疗技术的抑制。手法抑制内收肌痉挛，易化臀中肌，促进两者协同运动；⑥步行训练时要有足够的步宽。如在地上画两条平行直线，训练患者两脚踏线步行；⑦严重的可行选择性脊神经根切断术。

2. 偏瘫步态

偏瘫步态即典型的划圈步态，表现为下肢伸肌张力过高，廓清不充分，左右骨盆高低不对称。迈步时通过身体带动骨盆向前摆动，膝关节不能屈曲而划圈迈出患肢。矫治方法：①手法牵张股四头肌、腘绳肌、小腿三头肌、内收肌等；特别是小腿三头肌肌张力较高的患者，应鼓励其经常靠墙站斜板，主动牵伸小腿三头肌，有条件的患者每2～3小时站1次，每次5～10分钟；②半桥运动等躯干肌肌力训练；③强化步行分解训练；④靠墙蹲马步训练；⑤腿上下台阶训练，以及侧方上下台阶训练；⑥膝关节屈伸控制性训练等。

3. 足下垂步态

矫治方法：①胫前肌肌力训练：坐位、站位勾脚尖练习，根据患者情况，脚背上可放置沙袋以抗阻训练；②对足下垂严重的患者有条件的可给予踝足矫形器（AFO）；③对中枢性损伤所致的足下垂合并足内翻的患者，除上述训练外，可配合站斜板牵伸小腿三头肌及胫后肌、功能性电刺激（FES）等，以抑制小腿三头肌张力，提高胫前肌的肌力和运动控制能力。对因局部小腿三头肌张力过高的患者，有条件的可行局部肌肉神经阻滞，以帮助缓解痉挛。近年来肌电触发功能性电刺激步行反馈仪，已广泛应用于临床，该设备有两种反馈途径：一是利用足底的压力反馈，当患足离开地面，位于患足底的压力感受器无压力时，激活主机发出电刺激，使胫前肌收缩，踝背屈，脚跟落地支撑，一旦足底有压力，则电刺激停止，如此反复帮助患者进行步行训练；二是利用位置与速度感受器进行反馈，当患腿向前摆动，膝关节的屈曲角度发生变化或小腿向前摆动的速度发生改变时，均可激活主机发出电刺激，使胫前肌收缩，踝背屈，小腿向前摆动迈步，从而纠正足下垂。

4. 膝塌陷

矫治方法：①对腘绳肌痉挛导致的伸膝障碍，首先可行站斜板和手法牵伸训练、功能性电刺激（FES）或肌电触发功能性电刺激等，以抑制腘绳肌肌张力，同时强化小腿三头肌肌力训练如踮脚步行、前脚掌踏楼梯上下训练等；②对痉挛严重的，有条件的可行局部肌肉神经阻滞，必要时有条件的可给予伸膝矫形器以辅助治疗；③加强拮抗肌股四头肌肌力训练如靠墙蹲马步、功率自行车训练、登山器踏踩训练、直腿抬高训练、上下楼梯训练等。

5．膝过伸

一般是代偿性改变如股四头肌肌力不足、膝塌陷步态或伸髋肌肌力不足时采用膝过伸代偿；支撑相伸膝肌痉挛；躯干前屈时重力线落在膝关节中心前方，促使膝关节后伸以保持平衡。矫治方法：①股四头肌牵伸训练；②股四头肌肌力训练；③膝关节控制训练；④臀大肌肌力训练。

6．臀大肌无力步态

臀大肌是主要的伸髋及脊柱稳定肌。臀大肌无力地步行特征表现为仰胸挺腰凸肚。矫治方法是进行臀大肌肌力训练：如伸膝后踢腿、抗阻后踢腿；俯卧背飞；靠墙伸髋踏步；倒退步行，随患者能力的提高，可在活动平板上训练退步走，并可逐步增加坡度和速度等。

7．臀中肌无力步态

典型的双侧臀中肌无力步态特征表现为鸭步，或称为 Rrendelenburg 征。矫治方法：①加强臀中肌肌力训练如侧踢腿、抗阻侧踢腿等；②侧方上下楼梯训练，如为一侧肌无力，训练时采用患侧腿先上楼梯，健侧腿先下楼梯的方法；③提降骨盆训练等；④站立位姿势调整训练，应在矫正镜前训练调整姿势，包括单腿站立时，躯干保持稳定不动；⑤侧方迈步（横行）步行训练，开始横行训练时，可让患者背靠墙走，以增加安全性，随患者能力的提高，可在活动平板上训练横行，并可逐步增加坡度和速度。

参 考 文 献

［1］ 蔡华安. 使用康复疗法技术学［M］. 北京：科学技术文献出版社，2010.

［2］ 陈建. 康复治疗技术学［M］. 武汉：武汉体育学院教材委员会，2010.

［3］ 燕铁斌. 物理治疗学［M］. 2 版. 北京：人民卫生出版社，2013.

［4］ 美国医学会. ACSM 运动测试与运动处方指南［M］. 王正珍译. 北京：北京体育大学出版社，2012.

［5］ GARBER CE, BLISSMER B, DESCHENES MR, et al. American College of Sports Medicine Position Stand. The quantity of exercise for developing and maintaining cardiorespiratory, musculo-skeletal, and neuromotor fitness in apparently healthy adults: guidance for prescribing exercise [J]. Med Sci Sports Exerc, 2011, 43 (7): 1334-1359.

［6］ MCHUGH MP. COSGRAVE CH. To stretch or not to stretch: the role of stretching in injury prevention and performance [J]. Scand J Med Sci Sports, 2010, 20 (2): 169-181.

第十二章　中医传统康复技术

中医传统康复技术是中国传统医学的重要组成部分，是传统康复医学体系中所应用的具体的康复手段和方法。它以中医理论为指导，包括中药疗法和中医外治法。中医理论认为，心肺同居上焦，心主血而肺主气，心主行血而肺主呼吸，两者相互协调保证气血正常运行。心主血脉，心气推动调节血液在脉管中运行；肺朝百脉，助心行血，血液正常运行亦有赖于肺气的辅助；而正常血液循环又能维持肺主气功能的正常进行。肺主治节，具有调理治理肺之呼吸及全身之气、血、水的作用，心与肺相互滋养。血液的生成与运行与心肺密切相关，呼吸运动为心肺共同完成，津液代谢为心肺共同运化，心藏神与肺藏魄相互影响。在临床上，根据心肺相关理论形成了心病治肺、肺病治心、心肺同治的治疗指导思想，对指导临床心肺疾病康复辨治具有重要意义。目前心肺康复的中医传统康复技术主要包括以下几个方面：

一、针刺疗法

针刺疗法是指使用适当的针具，刺入人体的体表一定部位，运用一定的手法以防治疾病的一种方法。针刺疗法通过刺激腧穴，作用于经络、脏腑，以调和阴阳、扶正祛邪、疏通经络、行气活血而达到防病治病的目的。目前临床机理研究显示针刺疗法通过以下方面对心肺疾病起治疗作用：①对心肌电活动的影响；②改善微循环；③酶与细胞因子相关研究；④表观遗传学研究。针刺疗法根据选取穴位及针具不同分为：毫针疗法、头皮针、皮内针等疗法。

（一）毫针疗法

毫针疗法是以毫针为针刺工具，通过在人体经络腧穴上施行一定的操作方法，以通调营卫气血，调整经络、脏腑功能而治疗相关疾病的一种方法。心肺康复治疗临床常用肺俞、膻中、膏肓、天突、心俞、厥阴俞、足三里、通里、间使等穴，并结合辨证加减选穴：阴虚加三阴交、太溪；阳虚加关元、气海；阴阳两虚加三阴交、关元；痰湿闭阻加丰隆。每日 1 次，10～15 次为一疗程，留针 20～30 分钟为宜。

（二）头针疗法

头针疗法，又称头皮针，是在头部特定的穴线进行针刺防治疾病的一种方法。头针的理论依据主要有二：一是根据传统的脏腑经络理论，二是根据大脑皮层的功能定位在头皮的投影，选取相应的头穴线。心肺康复临床常用额旁 1 线、顶中线、胸腔区等头针刺激区，一般选用 28～30 号长 1.5～3 寸的毫针 30° 斜刺至帽状腱膜下层后平行头皮进针，据不同穴位针刺 0.5～3 寸，捻转速度 200 次 / 分。

（三）皮内针法

皮内针法是将特制的小型针具固定于腧穴部位的皮内较长时间留针的一种方法，又称"埋针法"。针刺入皮肤后固定留置一定的时间，给腧穴以长时间的刺激，可调整经络脏腑功能，达到防治疾病的目的。临床心肺康复治疗常用肺俞、膻中、膏肓、天突、心俞、厥阴俞、足三里及耳穴对应区等穴，并结合辨证加减选穴。皮内针可根据病情决定其留针时间的长短，一般为 3～5 天，最长可达 1 周。若天气炎热，留针时间不宜过长，以 1～2 天为好，以防感染。在留针期间，可每隔 4 小时用手按压埋针处 1～2 分钟，以加强刺激，提高疗效。

二、艾灸疗法

艾灸法主要是借灸火的热力给人体以温热性刺激，通过经络腧穴的作用以达到防治疾病目的的一种方法。是以艾绒为主要原料制成艾炷或艾条点燃后在人体一定穴位熏灼给人以温热刺激，以温通经络、行气活血、祛湿散寒、消肿散结的一种疗法，对心血管系统有良好的调节作用。目前临床机理研究显示艾灸内关穴可以改变心前区的皮温，具有改善心肌供血的作用。同时相关研究表明艾灸心俞、肺俞可使心功能相关指标、血浆内皮素（ET）水平、心室质量指数、心肌组织 TNF-a、1L-6mRNA 表达水平、心肌组织髓样分化因子、半胱氨酸天冬氨基酸特异性蛋白酶 -3 表达水平等方面产生变化。

临床心肺康复应用时根据患者病情辨证选取神阙、关元、膻中、肾俞、命门、足三里、厥阴俞、气海、心俞、膈俞等。并根据主症不同辨证选择不同灸法：艾炷灸或艾条灸、间接灸（隔姜或隔药）或直接灸、温和灸或雀啄灸。艾灸顺序为先灸上部，后灸下部，先灸阳部，后灸阴部，壮数是先少而后多，艾炷是先小而后大。

三、推拿疗法

推拿疗法是用手或肢体其他部位，按各种特定的技术和规范化动作：在患者体表进行操作，通过功力的深透而产生治疗作用的一种治疗方法。推拿治疗具有扩张血管，增强血液循环，改善心肌供氧，降低血流阻力，促进病变组织血管网的重建，改善心脏和血管功能，并有调整自主神经和镇痛的作用。心肺康复常用推拿部位和穴位：胸部、背部；心俞、膈俞、肺俞、肝俞、厥阴俞、内关、间使、三阴交、神门、膻中、血海、心前区阿是穴等。根据穴位及部位使用按、揉、一指禅、滚、擦法等手法。根据辨证心血瘀阻者操作时用力宜稍重，由肺俞至膈俞重推背部膀胱经，以泻为主。气滞血瘀、寒邪壅盛者，揉心俞、厥阴俞，横擦屋翳，使热透胸背。痰涎壅盛、痹阻脉络者，摩腹，擦督脉胸段。心肾阳虚者操作时用力宜轻，轻摩心俞、厥阴俞 10 分钟左右，以补为主。应取得患者合作，并经常注意患者反应及局部情况，根据病情变换手法，适当掌握强度，防止擦伤。被动时手法要轻缓。高血压急症、危重心律失常等禁用。治疗手法不宜过重，以患者感到酸胀为度，手法过重则症状反而加重。

四、穴位贴敷疗法

穴位贴敷疗法是将中药或中药提取物与适当基质和/或透皮吸收促进剂混合后，制成敷贴剂，贴敷于人体腧穴上，利用其药物对穴位的刺激作用和中药的药理作用来治疗疾病的无创穴位刺激疗法，具体有贴法、敷法及熨帖。穴位贴敷能明显减少心绞痛发作次数，减轻疼痛程度，缩短心绞痛持续时间，减少硝酸甘油用量，改善患者的临床症状。目前临床机理研究显示中药穴位贴敷疗法通过以下方面对心肺疾病起治疗作用：①从药物对机体的局部刺激：主要通过局部血管扩张，促进血液循环，并通过神经反射，激发机体的调节作用。②穴位刺激、经络传导：经穴对药物具有外敏感性和放大效应，经络系统是低电阻的运行通道，因此，药物贴敷于特殊经穴，能迅速在相应组织器官产生较强的药理效应，起到单相或双相调节作用。③透皮吸收：经皮肤渗透吸收，进而通过血液循环最终到达脏腑经气失调的病所。

心肺康复常辨证选取心俞、膻中、内关、厥阴俞、至阳、通里、巨阙、足三里、三阴交、脾俞、肺俞、关元等穴进行贴敷治疗。并根据病情辨证选用活血化瘀、芳香开窍等药。常用推荐药物：①三七、蒲黄、乳香、没药各 2 份，冰片 1 份，焙干研末。②黄芪 30g，川乌、川芎、桂枝、红花、瓜蒌各 15g，细辛、荜拨、丁香、元胡各 10g，冰片、三七各 6g，焙干研末。③吴茱萸 2 份，肉桂 1 份，焙干研末。④以白芥子、延胡索、甘遂、细辛等作为基本处方，粉碎研末后加姜汁调匀敷在专用贴敷膜上。⑤将冰片、血竭、人工牛黄、郁金、细辛、生大黄、赤芍、生地及当归烘干制成粉剂，再加入二甲基亚砜制成软膏剂。同一穴位敷贴时间为 2~6 小时，每日或隔日 1 次。敷贴过程中注意观察病情变化，询问患者有无不适，敷药后若出现红疹、瘙痒、水疱等现象应暂停使用。对药物或敷料成分过敏者或贴敷部位有创伤、溃疡者禁用。

五、经穴体外反搏疗法

体外反搏是一种无创的辅助循环疗法。经穴体外反搏疗法是以中医经络理论为指导，将中药颗粒（或替代品）置于丰隆、足三里等穴位，借助体外反搏袖套气囊，通过心电反馈，对穴位进行有效刺激，以达到疏通气血、化瘀通络目的的一种外治疗法。从 2002 年的美国心脏病学会（ACC）和美国心脏协会（AHA）治疗指南开始，国内外把体外反搏疗法纳入冠心病、心绞痛、心衰治疗指南。研究显示体外反搏的作用机制与运动训练有相似之处，且其适应证较有氧运动更为宽泛，除了发挥辅助循环，增加冠状动脉血流、促进侧支循环形成的作用外，还可改善血管内皮功能及降低血管僵硬度，改善左室功能，提高运动耐量。

心肺康复治疗推荐方案：将中药颗粒固定在丰隆、足三里等所选穴位上，然后外缚体外反搏袖套气囊行体外反搏治疗，气囊压力大小根据患者耐受程度因人而异，既不影响体外反搏治疗效果，又起到穴位刺激作用。每日 1 次，每次 30 分钟，疗程为10 天。

六、熏洗疗法

熏洗疗法是以中医药基本理论为指导，将药物煮煎后，先用蒸汽熏蒸，再用药液在全身或局部进行敷洗的治疗方法。该疗法具有疏通腠理、散风除湿、透达筋骨、活血理气的作用。推荐中药配方：桂枝 10g，鸡血藤 20g，透骨草 30g，食盐 20g，常用于冠心病、心力衰竭。夏枯草 30g、钩藤 20g、桑叶 15g、菊花 20g，常用于高血压病。或辩证选方：①血瘀偏寒证：桂枝 6g，川芎 6g，羌活 6g，冰片 1g；②血瘀偏热证：葛根 6g，郁金 6g，薄荷 6g，徐长卿 6g；③血瘀痰湿证：瓜蒌 6g，厚朴 6g，乳香 6g，没药 6g；④水湿泛滥证：茯苓 6g，槟榔 6g，泽泻 6g，桂枝 6g。

七、耳穴疗法

耳穴疗法是将药籽贴敷耳穴上，给予适度的揉、按、捏、压，使其产生、麻、胀、痛等刺激效应，以达到治疗作用的方法。目前耳穴作用机制尚无统一认识，主要包括生物电学说、生物控制论学说、生物全息律学说、闸门控制学说、免疫学说、德尔他反射学说等。但实验研究显示耳穴主要通过神经和神经体液途径，调节机体内分泌系统、免疫系统等。部分实验结果提示耳内相应内脏穴分布的区域和支配内脏的交感神经节之间可能存在一条神经通路。

常用心肺康复推荐处方：

冠心病：主穴为心、皮质下、神门、交感。配穴选用内分泌、肾、胃。

高脂血症：脾、胃、内分泌等穴，或取敏感点。临证加减如肠燥便秘者加肺、大肠；脾虚湿盛者加肾、三焦。

高血压病：降压沟、肝、心、交感、肾上腺、神门、肾等。

心力衰竭：心、肺、脾、肾、三焦、小肠、内分泌、交感等。

心律失常：心、神门、交感、皮质下、内分泌、胸、小肠等。

八、拔罐疗法

拔罐法是以罐为工具，利用燃火、抽气等方法排除罐内空气，造成负压使之吸附于腧穴或应拔部位的体表，使局部皮肤充血、瘀血，以达到防治疾病目的的方法。拔罐法具有通经活络、行气活血、消肿止痛、祛风散寒等作用。实验研究表明拔罐疗法具有调整免疫功能、增强自身抵抗力、促进体内代谢物的排出，加快新陈代谢、提高痛阈，缓解疼痛等作用。常用推荐治疗方案：背部两侧膀胱经走罐、闪罐、留罐（根据患者病情留大椎、肺俞、膈俞、脾俞、肾俞穴）。重度心脏病、呼吸衰竭、皮肤局部溃烂或高度过敏、全身消瘦以致皮肤失去弹性、全身高度浮肿者及有出血性疾病者禁用。

九、中药热奄包疗法

中药热奄包疗法是将加热好的中药药包置于身体的患病部位或身体的某一特定位置（如穴位上），通过奄包的热蒸气使局部的毛细血管扩张，血液循环加速，达到温经通络、调和气血、祛湿驱寒的一种外治方法。

常用推荐中药配方：

肉桂 3g，补骨脂 15g，吴茱萸 12g，制南星 10g，姜半夏 10g，白芷 10g。适用于痰阻寒凝证。

厚朴 12g，大腹皮 12g，广木香 12g，佛手 12g，吴茱萸 10g。适用于气滞血瘀证。

研粉后白酒或姜汁调为糊状，制成热奄包。推荐穴位：足三里、膻中、内关、太溪等，或阿是穴。

十、中医导引疗法

导引是在阴阳五行脏腑经络、病因病机、诊法治则等中医理论指导下施行的。它特别强调精神修养和意念活动锻炼，概括其基本特点，有如下三方面：强调主观能动性、发挥整体调节性、发挥整体调节性。通过指导患者进行功法训练为主，也可以在功法训练的同时进行手法治疗。可以改善临床症状、提高患者的呼吸肌肌力、改善心肺功能或延缓其下降趋势。目前流传使用最广的主要导引疗法包括：五禽戏、八段锦、太极等。

（一）五禽戏

五禽戏是以肢体运动为主，辅以呼吸吐纳与意念配合的导引类功法。它是模仿五种禽兽（虎、鹿、熊、猿、鸟）的动作而编创成的气功功法。五禽戏是一种外动内静、动中求静的功法，分别对应五脏，例如虎戏有通气养肺的功能；鹿戏有活动腰胯，增进肾功能的作用；熊戏有健脾胃、助消化、泻心火的功能；猿戏具有利手足、养肝明目、舒筋的作用；鸟戏的操练具有补益心肺、调畅气血、舒通经络的功能。五禽戏的功效主要作用于对练习者的肌肉和关节的舒展，增强体力，强腰健肾，增强肺呼吸，调运气血，疏通经络等方面。近年来，许多学者对五禽戏在心血管系统的研究越来越多，研究表明五禽戏对血脂、血压、血糖、情绪等有明显的改善作用，从而可以明显降低心血管事件的发生率。长期进行功法练习能够降低心率，改善人体心脏泵血功能，增强心血管功能。

常用功法为现代编练的五禽戏动功功法。五禽戏锻炼要做到：全身放松，意守丹田，呼吸均匀，形神合一。练熊戏时要在沉稳之中寓有轻灵，将其憨悍之性表现出来；练虎戏时要表现出威武勇猛的神态，柔中有刚，刚中有柔；练猿戏时要仿效敏捷灵活之性；练鹿戏时要体现其静谧怡然之态；练鸟戏时要表现其展翅凌云之势，方可融形神为一体。

（二）八段锦

八段锦是以调身为主的气功功法，练习中侧重肢体运动与呼吸相配合。该功法柔筋健骨，养气壮力，行气活血，调理脏腑，且其运动量恰到好处，既达到了健身效果，又不感到疲劳。八段锦的功效侧重于减脂降压，提高肺与心脏功能，改善心肌供氧量与血管功能，强体增智，疏通经络等。现代研究认为，这套功法能改善神经调节功能，加强血液循环，对腹腔内脏有柔和的按摩作用，可激发各系统的功能，纠正机体异常的反应，对许多疾病都有医疗康复作用。常用功法：八段锦在流传过程中有坐功和站功之分。

站功八段锦共八节动作：两手托天理三焦，左右开弓似射雕；调理脾胃须单举，五劳七伤往后瞧；摇头摆尾去心火，两手攀足固肾腰；攒拳怒目增气力，背后七颠百病消。站式八段锦可强身健体，舒筋活络，对病患可有针对性地进行调治。心脑血管病者选练前四式为宜；呼吸系统疾病者，多练一、二、三、七式。

坐功八段锦共十二节动作：1. 闭目冥心坐，握固静思神；2. 叩齿三十六，两手抱昆仑；3. 左右鸣天鼓，二十四度闻；4. 微摆挑天柱；5. 赤龙搅水津，鼓漱三十六，神水满口匀，一口分三咽，龙行虎自奔；6. 闭气搓手热，背摩后精门；7. 尽此一口气，想火烧脐轮；8. 左右辘轳转；9. 两脚放舒伸，叉手双虚托；10. 低头攀足频；11. 以候神水至，再漱再吞津，如此三度毕，神水九次吞，咽下汩汩响，百脉自调匀；12. 河车搬运毕，想发火烧身，旧名八段锦，子后午前行，勤行无间断，万疾化为尘。坐式八段锦适合于慢性、虚弱性疾病患者选练。根据患者身体状态据情况选择练习。冠心病、肺气肿、慢阻肺等疾病，可根据疾病重点选练数节。如耳鸣、耳聋可选练第一、二、三等节；心火亢旺可选练第一、四、七节；五劳七伤可选练第一、九节。

（三）太极拳

太极拳是重要的导引功法之一。太极拳动作柔和缓慢，贯串圆活。练习时要求思想集中，精神专一，呼吸和动作配合，做到深、长、匀、静。太极拳是一种适合生理的健身运动，老少皆宜，尤其适用于年老体弱者。它对中枢神经系统起着良好的影响，能促进血液循环，减少体内淤血，改善消化功能与新陈代谢。作为一种中等强度的有氧代谢运动，太极拳运动可增进心肺功能。这种作用机制体现在当太极拳运动时，全身各部分肌肉、关节有规则地活动，使血流加速，进而增加冠状动脉血流量，促进冠状动脉侧支循环建立，改善心肌供血。太极拳采用腹式呼吸，速度慢且深的横膈式呼吸会增加最大呼吸血氧量，增加有效的肺活量。常年坚持太极拳运动，还可调节脂类代谢，增加 HDL-C，增强对心血管系统的保护机制。

常用功法：太极拳有陈、杨、吴、武、孙等多个流派。各流派在架式和劲力上各有特点，例如陈式太极拳刚柔相济，快慢相兼；杨式太极拳匀缓柔和，舒展大方；吴氏太极拳小巧灵活，柔和紧凑；孙氏太极拳小巧圆活，柔和舒缓；武式太极拳身法严谨，步法轻灵。每个人可以根据自己的情况选用。1956 年国家体委编审了一套简化太极拳并向全国推广，简化太极拳具有简便、易学、动静结合的特点，其锻炼不受时间、场地限制，正常速度打一套简化太极拳约 4～6 分钟，练习者可根据自身体质确定每次锻炼的时间、次数和运动量。

十一、中医饮食营养

中医饮食营养学，是在中医理论指导下，应用食物来保健强身，预防和治疗疾病，或促进机体康复以及延缓衰老的一门学科。它和药物疗法、针灸、推拿、气功、导引等学科一样，都是中医学的重要组成部分。中医饮食营养具有预防治病、强身健体、养生延寿的功效。大量研究均显示在治疗同时配合中医饮食营养干预，可以改善疾病症状，提高生活质量。

常用方案：其应根据"审因用膳"的原则通过"调补阴阳"，使人体达到"阴平阳秘"的状态。食疗举例：虫草、蒸全鸭、淮山蒸鸡等药膳干预对改善 COPD 合并肺心病患者生活质量、缓解焦虑抑郁不良心理状态有积极意义；玉米粉适量，粳米 100 克，玉米粉加水调和粳米粥成后兑入玉米粉糊同煮为粥。每日 1 次连服数日。适用于高脂血症动脉硬化、冠心病、心肌梗死的治疗。胡萝卜粥：新鲜胡萝卜适量粳米 100 克。胡萝卜切丁，同粳米煮粥。每日早、晚服用，可常食。适用于高血压、冠心病。醋浸挂花米：花生米、米醋、桂花各适量。把花生米、桂花放在醋中浸 24 小时。每天起床后服 15～20 粒花生米饮醋适量常食，适用于阴阳俱虚型冠心病。

小结

中医传统康复技术是以中医理论为指导，通过运用针刺、艾灸、拔罐、推拿、导引等方法作用于人体，以调节脏腑、经络、气血的功能，达到防治疾病、促使患者身体康复的一门临床学科。中医传统康复技术在历代医家的努力下，理论体系不断得到补充、完善，是心肺康复中不可替代的特色治疗技术。

参 考 文 献

[1] 毕颖斐，毛静远，郑颖等. 中医及中西医结合心脏康复发展现状 [J]. 中西医结合心脑血管病杂志，2016，14（14）：1616-1618.

[2] 洪寿海，刘阳阳，郭义. 拔罐疗法作用机理的研究进展 [J]. 河南中医，2012，32（2）：261-263.

[3] 纪树荣. 康复医学 [M]. 北京：高等教育出版社，2004.

[4] 纪树荣. 康复治疗学 [M]. 北京：华夏出版社，2003.

[5] 康赤蓉. 针灸康复学 [M]. 太原：山西人民出版社，2006.

[6] 李建超，樊瑜波，胡大一. 太极拳在心脏康复领域的临床研究进展 [J]. 慢性病学杂志，2018，19（10）：1315-1317.

[7] 李兆宝，吴艳艳，范久运，等. 艾灸内关穴对冠心病患者心前区皮温的影响 [J]. 上海针灸杂志，2015，34（7）：695-696.

[8] 梁文玉，吕强，姚望. 健身功法五禽戏对心血管疾病患者心脏康复的研究进展 [J]. 按摩与康复医学，2018，9（7）：10-12.

[9] 刘素蓉，陈云凤. 健身气功八段锦对慢性阻塞性肺疾病稳定期患者肺功能近期疗效观察 [J]. 华西医学，2012，27（8）：1248-1250.

[10] 刘天君. 中医气功学 [M]. 北京：中国中医药出版社，2005.

[11] 刘学法. 从心肺相关论冠心病的证治 [J]. 光明中医，1999，14（4）：12.

[12] 刘智艳，姚小红. 耳针疗法作用机理研究进展 [J]. 针灸临床杂志，2005，21（4）：62-63.

［13］ 潘萌，张新霞. 体外反搏在心脏康复中的应用进展［J］. 中国心血管杂志，2016，21（2）：160.

［14］ 石学敏. 针灸学.［M］. 北京：中国中医药出版社，2007.

［15］ 覃刚. 不同养生功法对医学类大学生心血管功能影响的比较研究——以八段锦、五禽戏为例［J］. 武汉体育学院学报，2012，46（9）：97-100.

［16］ 王鹤，余召民，王富春. 基于现代文献穴位贴敷治疗慢性支气管炎选穴与用药规律研究［J］. 吉林中医药，2018，38（8）：869-872.

［17］ 王荃，曾永蕾，武凤琴，等. 艾灸肺俞和心俞对慢性心力衰竭大鼠心室质量指数及心肌组织 TNF-a、IL-6mRNA 表达水平的影响［J］. 安徽中医药大学学报，2014，33（4）：48-51.

［18］ 王莲，曾永蕾，江莉，等. 艾灸对慢性心衰模型大鼠心功能及 ET 的影响［J］. 中医药临床杂志，2012，24（4）：326-328.

［19］ 王莲，曾永蕾，汪节，等. 艾灸肺俞、心俞治疗慢性心衰临床观察［J］. 上海针灸杂志，2012，31（2）：91-93.

［20］ 王莲，曾永蕾，武凤琴，等. 艾灸"肺俞、心俞"对慢性心力衰竭大鼠心肌组织髓样分化因子、半胱氨酸天冬氨基酸特异性蛋白酶 -3 表达水平的影响［J］. 针刺研究，2016，41（5）：429-434.

［21］ 谢洋，余学庆. 试述穴位贴敷的作用机理及其临床运用［J］. 中国医药指南，2008，24（6）：320-322.

［22］ 徐欢. 耳压穴籽改善冠心病急性心绞痛患者中的应用［J］. 湖北中医杂志，2016，38（5）：55.

［23］ 严隽陶. 推拿学［M］. 北京：中国中医药出版社，2009.

［24］ 张丙义. 经穴体外反搏治疗稳定型心绞痛患者的临床疗效［J］. 中国药物经济学，2015（10）：73-75.

［25］ 张洁，吴强，林栋，等. 中药穴位贴敷治疗哮喘随机或半随机对照试验的系统评价［J］. 福建中医学院学报，2009，19（2）：43-45，49.

［26］ 张志雷，朱东. 近 15 年太极拳健康促进的研究热点——基于 PubMed 数据库分析［J］. 中国康复理论与实践，2018，24（10）：1215-1222.

［27］ 中国中医药研究促进会中西医结合心血管病预防与康复专业委员会. 中医外治技术在心脏康复中应用的专家建议［J］. 中西医结合心脑血管病杂志，2017，15（1）：53-58.

［28］ 中华医学会心血管病学分会，中国康复医学会心血管病专业委员，中国老年学学会心脑血管病专业委员会. 冠心病康复与二级预防中国专家共识［J］，中华心血管病杂志，2013，41（4）：267-274.

［29］ 祝海毅，任毅. 针刺疗法治疗冠心病心绞痛的研究进展［J］. 针灸临床杂志，2018，34（4）：77-80.

［30］ YAU MK. Tai chi exercise and the improvement of health and well-being in older adults［J］. Med Sport Sci，2008（52）：155-165.

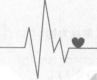

第十三章　心　理　治　疗

一、概述

心肺疾病属于慢性疾病，易复发，并发症多，其治疗及康复是一个漫长的过程，带给患者的不仅是身体上的不适，更有心理上的负担，而心理因素又是该类疾病的危险因素之一，二者相互影响。因此，心理治疗为心肺康复的重要组成部分，通过心理治疗，可使患者正确认识疾病，减轻对疾病的恐惧，应对康复过程中各阶段的心理问题，从而提高患者治疗及康复依从性，使康复得以顺利进行，进而提高患者生活质量。

（一）心理治疗的目标

改变患者的不良认知和行为因素，提高患者康复依从性，增强患者康复的信心。总的治疗目标是：

（1）对患者的疾病认知、生活行为方式进行认知重建，提高自我效能，主动形成健康的生活行为方式。

（2）对疾病诊断、对治疗预期的态度进行认知干预。

（二）心理治疗的形式

（1）按照心理治疗的方式，可分为个别心理治疗、集体心理治疗、家庭心理治疗。

（2）根据心理学主要理论和治疗实施要点，常见的有支持性心理治疗、认知行为治疗、放松疗法、生物反馈治疗、音乐治疗等。

二、具体治疗方法

（一）支持性心理治疗

支持性心理治疗是一种基本的心理治疗方法，其原则在各种治疗模式中都可以采用。支持性心理治疗强调的是医生站在患者角度上，采用劝导、启发、鼓励、支持、说服等方法，在语言、行为上支持患者，帮助患者发挥其潜在能力，提高克服困难的能力，从而促进心身康复。尤其是患者焦虑、抑郁时，医生要尽量支持患者，同时调动亲人、朋友支持患者，从而减轻患者病症。支持系统作为一种社会心理刺激因素会影响患者的身心健康，而且良好的家庭、社会支持，可对疾病康复起到促进作用的同时减少复发。加强家庭、社会的支持系统作用，可增强干预的依从性。

（1）支持性心理疗法概念：支持性心理疗法也称一般性心理治疗，是所有特殊心理治疗理论和方法的基础。①从内容上看，支持性心理治疗集中在对患者进行劝解、疏导、安慰、解释、鼓励、保证和具体的行为指导上；②其理论背景是一般的医学和心理学知识；③从适用对象看，支持性心理治疗方法的适用对象及其广泛，几乎所有的门诊和住院患者都可使用；④从实施的途径看，有经验的临床医生、心理医生、社会工作者，在与患者接触的过程中，都或多或少、有意无意地采取支持性心理治疗的方法帮助患者，以减轻他们患病或遭遇困境后出现的焦虑、恐惧、抑郁、冲动等负性情绪反应。

（2）支持性心理疗法的基本方法：①支持与鼓励。支持就是让当事人感受到来自医生、家人和社会的关心，有人在帮助他共同应付困境。鼓励是治疗者对当事人的发现、赏识，是揭示他自己不自觉的优点、长处和优势；②倾听和共情。倾听需要听懂对方所讲的事实、所持的观念、所体验的情感，具体包括采取恰当的提问方式、鼓励与重复对方的语句、针对某个问题进行说明、会谈总结。倾听的基本要求是治疗者能够在共情的水平上倾听。共情的要求有：①同情心、同理心。真的关心并愿意帮助求助者；②用心倾听。在交谈过程中用心去体会、感受当事人的内心世界，进入当事人的内心世界；③以语言准确地表达对患者内心世界的理解；④引导患者对其感受作进一步的思考。说明与指导：说明是治疗者针对相关问题进行解释。指导是治疗者对患者提出行动建议，采取适当的方法解决问题。控制与训练：针对行为方面的问题而言，是一种自我约束，也可以是强制力约束，主要是针对有明显行为问题的患者。

（3）支持性心理疗法的注意事项：事先进行详细的医学与心理学检查，排查生理疾病和严重精神疾病患者。对于心身疾病应采取心理和躯体双重治疗，单纯躯体疾病引发的心理问题也可以进行心理治疗。

（二）认知行为疗法

认知行为疗法：认知因素在决定患者的心理反应中起关键性作用，因此，认知行为治疗是最常见的心理治疗方法。认知治疗主要是找出患者对疾病错误的认知，不合理的健康信念、不良的生活行为习惯，予以针对性的纠正。因对疾病不了解、误解和担忧导致情绪障碍，需要从心理上帮助患者重新认识疾病，合理解释患者疾病转归和预后，纠正患者不合理的负性认知，恢复患者的自信心，可使很多患者的焦虑抑郁情绪得到有效缓解。同时帮助患者认识到疾病与心理因素可能有关，抑郁焦虑同样会导致患者有躯体不适，帮助患者正确判断其疾病的严重程度，客观评价患者临床症状与疾病之间的关系。行为治疗主要是根据行为主义的经典条件反射、操作条件反射和模拟学习的原理。此理论认为人类的任何行为经过恰当的奖励或者惩罚，会得到改变。通过人为地行为塑造和引导，来纠正患者异常行为。

1. 认知行为疗法概念

认知行为疗法是一组通过改变思维或信念和行为的方法来改变不良认知，达到消除不良情绪和行为的短程心理治疗方法。其中有代表性的是埃利斯的合理情绪行为疗法（REBT），贝克和雷米的认知疗法（CT）和梅肯鲍姆的认知行为疗法（CBT）等。通过认知和行为技术来改变求治者的不良认知，从而矫正并适应不良行为的心理治疗方法。

2. 认知治疗的目标

①减轻和缓解症状；②恢复正常心理社会和工作功能；③防预复发；④改善对服药的依从性；⑤矫正继发后果。

3. 认知治疗的过程

认知治疗是基于患者行为的症状和形成是因为不恰当的思维方式而持续存在这样的假设，技术应用主要分四个步骤。

基本的认知治疗过程见表 13-1：

表 13-1　认知疗法的基本过程

治疗过程	治疗项目	治疗举例
建立求助动机	认识适应性不良性认知 - 情感 - 行为类型：患者和治疗师对靶问题在认知解释上达成意见统一，对不良表现给予解释并且估计矫正所能达到的预期结果	自我监测思维、情感和行为，治疗师给予指导、说明和认知示范
适应性不良性认知的识别	发展新的认知和行为来代替适应不良性认知行为	治疗师指导患者广泛应用新的认知和行为，患者先用想象方式来练习处理问题或模拟一定的情境，或在一定条件下以实际经历进行训练
在处理日常生活问题的过程中培养观念的竞争，用新的认知对抗原有的认知	练习将新的认知模式运用到社会情境中去，取代原有的认知模式	
	作为新认知和训练的结果，患者重新评价自我效能	治疗师通过指导性说明来强化患者自我处理问题的能力
改变有关自我的认知		

（三）放松疗法

1. 放松疗法

又名松弛训练，它是按一定的练习程序，学习有意识地控制或调节自身的心理生理活动，以达到降低机体唤醒水平，改善机体紊乱功能的心理治疗方法。古今中外属于此类的方法很多，其共同特点是松、静、自然。以下仅就临床常用的一种渐进性松弛疗法进行介绍。

2. 放松疗法的基本方法

采取舒适的坐位或卧位，循着躯体从上到下的顺序，对各部位的肌肉先收缩 5～10

秒，同时深吸气和体验紧张的感觉；再迅速地完全松弛 30～40 秒，同时深呼吸和体验放松的感觉。如此反复进行，也可只进行某一部位或者全身肌肉一致的放松练习。练习时间半小时左右，可根据训练肌群范围灵活运用。本疗法无禁忌证，老少皆宜，已广为应用。

3. 放松疗法的注意事项

（1）放松训练中可以使用的放松方法多种，可以单独使用，也可联合使用，但一般以一两种为宜，不宜过多。

（2）请患者注意，放松疗法的关键是放松，既强调身体、肌肉的放松，也强调精神、心理的放松，咨询师要帮助求助者体验身体放松后的体验。

（四）生物反馈疗法

1. 生物反馈治疗概念

生物反馈治疗是一种心理行为治疗技术，是利用仪器将患者意识不到的肌电、脑电信号等生理或病理信息转换为易于理解的声、光等反馈信号，患者通过有意识地主动参与声光信号的提示进行放松情绪，来改善生理指标和病理变化，如此反复，形成稳定的操作性条件反射，实现有意识地调节生理变化、自主神经和内脏器官活动的目的。

2. 生物反馈治疗的工作程序

以肌电生物反馈为例。

（1）治疗前准备：设立专门治疗室。要求环境整洁安静，光线柔和，不应有噪音和其他外来干扰，保持适应的温度和湿度，让患者感到轻松、舒适。

治疗师熟练掌握反馈仪的使用方法。

向患者讲解生物反馈疗法的原理、方法、特点和功效。患者主动参与治疗，是治疗成功的必要条件。

（2）诊室训练：

① 患者在进餐后 30 分钟方可开始训练。训练前不应饮酒、茶、咖啡等刺激性饮料。

② 患者取仰卧位，两手臂自然平放于身体两侧，枕头的高低应利于颈部肌肉的放松。患者也可以坐在有扶手的靠椅或沙发上，头后有依靠。训练开始前松解衣领、腰带、胸衣、换拖鞋等。尽量保持头脑清净，不考虑任何问题，呼吸要求自然、缓解、均匀。

③ 安放电极。先以酒精清洁皮肤，电极涂适量电极膏。电极放置的部位依照训练的目的不同而异。

④ 测肌电水平的基线值。正常人安静时，肌电水平在 2～4uV 之间，前臂一般低于前额。让患者安静闭目休息，尽量全身放松，记录治疗前肌电水平的基线值，与治疗结束时的肌电值进行比较以观训练效果。测量肌电水平基线值时，可测量 3 次求其平均值。

⑤ 反馈训练。经训练应使肌电水平逐渐下降，故每次训练开始时，应预先设定预设值。当肌电水平在预置值周围上下变动时，声、光反馈信号会发生改变。每次治疗结束时，记录当日能保持 5～10 分钟的目标值，供下次治疗参考。给患者布置家庭训练作业，并让患者做数次肢体屈伸活动，使其带着轻松愉悦的感觉离开治疗室。

⑥ 再次进行诊室治疗前，治疗师和患者交谈（约 5 分钟），了解患者进行诊室训练的感受，并查看患者家庭训练的记录，肯定患者的治疗效果，增强患者通过非药物治疗战胜疾病的信心。每次训练，要求患者肌肉松弛程度较前有所进步。

⑦ 待患者初步掌握放松技巧后，治疗师可让患者变换体位（如坐位或站立）、进行双向训练（如闭目冥思、回想快乐往事或连续心算、回忆痛苦经历）等，在不同背景下继续进行训练，以增强患者的自我控制能力。

⑧ 疗程安排：每次训练 30 分钟，第一周 1～2 天一次，第二周起可每周 2 次，共4～8 周。因个体差异，疗程以能掌握本治疗的技术为度。

（3）家庭训练：为巩固在诊室训练所取得的疗效，将诊室所习得的体验用于日常生活之中，患者在生物反馈治疗期间，应主动配合进行家庭训练。开始取坐位或仰卧位，要求环境安静。训练前的准备同诊室训练。要求患者意念指导语，重复在诊室训练中学到的放松体验，即在脱离反馈仪的条件下进行放松训练。并记录家庭自我训练日记。

开始时，每天 2～3 次，每次 20 分钟。熟练后，随着每日的练习次数增加而缩短练习的时间，最后能做到于数分钟内，即可达到诊室训练后的目标状态。

3．生物反馈治疗的注意事项

（1）在实施生物反馈疗法前，必须向患者解释清楚治疗的目的和治疗方法，以消除对电子仪器的顾虑，即使求治者明白，无电流通过的躯体，也无任何其他危险。

（2）说明此疗法主要依靠自我训练来控制体内机能，是一个主动参与的过程。且主要靠按时练习、仪器监测与反馈只是初步帮助自我训练的手段，而不是治疗的全过程。要每天练习并持之以恒，才会有良好效果。

（五）音乐疗法

音乐疗法又称为音乐治疗，是利用乐音、节奏对生理疾病或心理疾病的患者进行治疗的一种方法。在进行音乐疗法前，应该与患者进行诊断性会谈，了解患者当前的家庭社会状态、成长经历、情绪状态以及疾病状态，然后有针对性地选择合适的音乐。

音乐疗法有广义和狭义之分。狭义的音乐疗法强调，音乐治疗是一个科学的系统治疗过程，其中包括各种不同方法和理论流派的应用，音乐治疗过程必须包括有音乐、被治疗者和训练有素的音乐治疗师这三个要素，三者缺少任何一个都不能称之为音乐治疗。广义的音乐疗法除上述含义之外，还包括运用一切与音乐有关的活动形式作为心理治疗手段。

音乐疗法的类型可以分为主动音乐疗法、被动音乐疗法、综合疗法。主动音乐疗法注重患者的参与，大多采取治疗师与患者合作的方式，成立治疗演奏团，治疗师和患者分别使用不同乐器，治疗者与患者一对一组合，或使患者与治疗组的1人或数人组合，或让患者一边敲击钢琴一边演唱自己喜欢的歌曲，使患者在演奏、演唱中情绪高涨、心理充实而达到放松、治疗的效果。被动音乐疗法注重治疗师的引导作用，强调欣赏音乐的环境设置。采取这种形式的方法也很多样。根据心身障碍的具体情况，可以适当选择音乐欣赏、独唱、合唱、器乐演奏、作曲、舞蹈、音乐比赛等形式。通过音乐这一媒介，还可以抒发感情，促进内心的流露和情感的相互交流。综合疗法一般来说，具体施治并不局限于哪种方法的使用，主动、被动往往双管齐下。如提供几种活动方法，在音乐声中由音乐治疗师带领或由患者自己进行肢体上的运动。

亦可以通过一些音乐治疗仪器对患者进行治疗。如体感振动音乐治疗，由体感音乐、治疗方案和体感音响设备三方面组成。体感音乐是一类特殊制作的、富含低频、以正弦波为主的治疗性乐曲。治疗目的不同，体感音乐乐曲有所差别。治疗方案是在临床研究的基础上确定的。内容包括治疗对象身心状态评估、体感音乐的选择和确定音量、振动强度和治疗时间及疗程等。体感音响设备主要包括：音源和分频 - 放大 - 换能装置，音乐治疗床。其效用是使人在聆听音乐的同时身体也能感受到音乐声波振动。体感音响设备不同，音乐声波频率范围和振动强度有所差别。

（六）集体心理治疗

集体心理治疗是在团体中提供心理帮助的一种心理治疗形式。通过团体内人际交互作用，促使患者在互动中通过观察、学习、体验、认识自我、探讨自我、接纳自我，调整和改善与他人的关系，学习新的态度与行为方式，以发展良好的生活适应过程。集体心理治疗的操作方法及程序如下：

（1）形式：由1～2名组长主持，通过共同商讨、训练、引导，解决小组成员中共有的或相似的心理问题。小组人数3～12人，活动几次或十余次。每周1～2次，每次时间1.5～2小时。

（2）治疗目标：①一般目标：减轻症状、培养与他人相处及合作的能力、加深自我了解、提高自信心，加强集体的归属感和凝聚力等；②特定目标：每个治疗小组要达到的具体目标；③每次活动目标：相识、增加信任、自我认识、提供信息、问题解决等。

（3）治疗过程：小组经历起始、过渡、成熟、终结的发展过程。在小组的互动中会出现一些独特的治疗因素，会产生积极的影响机制。

（4）组长职责：注意调动小组成员参与积极性；适度参与并引导；提供恰当地解释；创造融洽的气氛。

（5）具体程序：确定小组的性质、小组的规模、小组的活动时间、活动场所，招募小组成员，协助小组成员投入集体，促进集体互动。

（6）注意事项：集体心理治疗有局限性，具体表现有个人深层次的问题不易暴露；个体差异难以照顾周全；有的组员可能会受到伤害；小组中可能会不安全；不称职的组长会给组员带来负面影响。所以集体心理治疗不适合所有的人。

小结

心理治疗师针对康复过程中患者的心理问题进行心理治疗，会用到其中的一些心理治疗技术，患者心理问题的解决会提高康复治疗的效果。运用较多的心理治疗方法是支持性心理治疗，这个方法贯穿在日常康复工作之中，当发现患者不良认知或行为问题时，可运用认知治疗和行为治疗对患者进行心理干预。如果相同或相似的问题较多时，可采用集体心理治疗，患者在集体治疗中可以相互影响，同时可以提高心理干预工作效率。总之，在康复临床实践中，心理治疗师是根据患者的心理特点来选择心理治疗方法的。

参 考 文 献

[1] 周郁秋，张渝成. 康复心理学［M］. 北京：人民卫生出版社，2015.

第十四章　常用的理疗技术

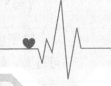

一、超声波治疗

（一）超声波的定义

超声波是一种频率高于20KHz（千赫兹）的声波，人耳通常听不见。在现代康复医学中，超声波被广泛应用于治疗人体疾病。超声波必须依靠介质来传播，不能在真空中传播，介质可以是固体、液体和气体。超声波的传播速度和介质有关，在同一介质中超声波的传播距离和频率呈正相关，频率越高，传播距离越近，但强度随其传播距离而减弱。由于超声波很难从空气进入液体或固体，也不易从液体、固体中进入空气。因此在进行超声波治疗时，必须在治疗部位的体表和超声波仪器的声头之间使用耦合剂，以便使声头能和身体治疗部位紧密接触。

（二）超声波的治疗作用

超声波治疗的生物学机制主要包括：机械作用、温热作用、理化作用。

（1）机械作用：改善组织营养、减轻疼痛、软化瘢痕、杀菌消毒。

（2）温热作用：超声波在不同介质上产热不同，在韧带、肌腱、软骨面、骨膜处产热较多。产生的热量有大部分能被血液循环带走，少部分则由邻近组织的热传导散热。因此，运用超声波治疗一些血液循环较差部位时，需严格监控患者情况，以免发生意外情况。

（3）理化作用：由超声的机械作用、温热作用继而产生的一些物理及化学作用如空化效应等。

（三）超声波治疗操作方法

超声波疗法常用的治疗剂量为3W/cm² 以下，实际应用中一般采用中、小剂量。0.1～1W/cm² 为小剂量；1～2W/cm² 为中等剂量；2～3W/cm² 为大剂量。超声波的治疗方式分为直接治疗法和间接治疗法。直接治疗法包括移动法和固定法；间接治疗法包括水下法和辅助器治疗法。

（四）超声波治疗注意事项

除了超声波的一般禁忌证以外，使用超声波移动法治疗冠心病患者的治疗剂量不可过大，特别是心功能不全的患者，大剂量的超声波可能导致心脏节律的改变，心脏活动能力紊乱，减慢心率，还可能会引发心绞痛，严重可导致心律失常，最终心跳骤停。治疗时声头应紧贴皮肤，声头与皮肤之间不该留有细微空隙，在进行移动治疗时，不能停止不动，因为容易引发患者的疼痛反应。在治疗过程中一定要密切观察患者的反应和超声仪器的状况，一旦有异常情况，及时停止治疗，以免发生灼伤。

超声雾化吸入治疗 COPD 时，由于病菌易通过雾化以微粒状态送入气管及肺泡从而加重肺部感染，因此在治疗中一定严格遵守雾化液的无菌操作以及雾化器械的消毒操作。另外，该方法震荡产生的水蒸气，可稀释氧气使呼吸道内血氧饱和度降低，影响气体交换，使患者可能会出现胸闷、气短等不良反应，故治疗时必须密切观察患者的反应，随时处理紧急情况。由于上述特点，临床上可以采用超声与氧气雾化吸入交替治疗，可以有效增强气管和支气管的扩张，提高患者的血氧饱和度。

（五）超声波治疗的禁忌证

（1）活动性肺结核、严重支气管扩张、出血倾向；

（2）心力衰竭、安装心脏起搏器、心脏支架者的心脏区域和交感神经节；

（3）化脓性炎症、急性败血症、持续性高热、多发性血管硬化；

（4）恶性肿瘤（超声治癌技术除外）；

（5）孕妇下腹部、小儿骨骺部；

（6）高度近视患者的眼部及临近部位；

（7）治疗头部、眼等部位时，应该慎重，严格控制剂量。

（六）超声波在心肺康复领域的运用

1. 超声波疗法治疗冠心病

超声波能产生强大的声能压力，促进局部血管扩张，加快血液流动速度，对于冠心病患者有扩张冠状动脉和缓解血管痉挛的作用，同时改善心肌血液循环，排出代谢废物，改善心肌血氧不足的情况，心肌缺血缺氧会引发心绞痛，严重可致心肌梗死。同时超声波的声压可以软化结缔组织，松解粘连，改善冠心病患者的动脉粥样硬化症状，从而达到治疗作用。超声波疗法在冠心病患者的康复治疗中一般作为辅助治疗来使用，可有效缓解患者的心绞痛，减少其发生频率，而且超声波治疗安全，无任何不良反应，可以从多个方面影响冠心病的发展和预后。

据几项临床研究，超声波治疗冠心病一般采用工作频率为 0.8 MHz，平均声强为 1.4 W/cm²，占空比为 100%。患者取仰卧位，暴露前胸部，超声作用区域分为两个区域，A 区域为自右侧第三肋骨下缘由胸骨右缘经胸骨向左平行至左侧锁骨中线；B 区域为自胸骨左缘第三肋骨下缘至心尖部。超声波的治疗部位也可以选择传统中医穴位如内关穴、虚里穴等。20 分钟 / 次，1 次 / 天，连续治疗 14 天。超声波疗法作为辅助治疗联合运动康复治疗能有效降低患者的心绞痛发作率，改善心功能，达到良好的预后效果。

2. 超声雾化疗法治疗慢性阻塞性肺疾病（COPD）

近年来 COPD 的治疗提倡应用雾化吸入疗法治疗，其中超声波雾化吸入疗法是利用超声波的震荡原理和空化效应将药液升华为气雾，使药液表面的张力和惯性受到破坏，成为微细雾滴喷出，雾滴小而均匀，雾量大小可以调节，通过导管随患者吸气而进入呼吸道，直接作用于病灶。

超声雾化的治疗方式是将药液加入超声雾化器进行治疗，15～20 分钟 / 次，2～3 次 / 天。对病情相对稳定、症状较轻的 COPD 患者采用半坐卧位，而体质虚弱，排痰无力的患者则取侧卧位进行治疗，床头抬高 30°。加入的药液根据不同的疾病治疗目的而更换，现在临床上治疗 COPD 使用的西药一般是糖皮质激素、支气管舒张剂、β_2 受体激动剂、抗胆碱能药物等。近年来，还有使用中药加入雾化器进行超声雾化吸入治疗。

超声雾化治疗最大的特点就是便携，而且超声雾化给药后，呼吸道分泌物中药物浓度和口服相比足足高出 100 倍，而静脉给药 8 小时后肺内药物含量不及全身含量的 1%，而超声雾化吸入给药，则 70% 的吸入药物可直接分布于呼吸道表面。

二、红外线治疗

1. 红外线的定义

红外线是太阳光线中众多不可见光线中的一种，波长在 760nm～1mm 之间。医用治疗红外线主要分为近红外线和远红外线，近红外线也称为短波红外线，波长 0.76～1.5μm，穿入人体组织较深，约 5～10mm；远红外线又称长波红外线，波长 1.5～400μm，被表层皮肤吸收，穿透组织深度小于 2mm。

2. 红外线的治疗作用

红外线照射人体后被人体吸收与体内分子产生共振，使生物体细胞处于高振动能级的状态，从而产生共振和温热效应，引起毛细血管扩张，微循环加快，进而促进新陈代谢，增加组织的再生能力，起到医疗保健的作用。

3. 红外线的治疗机制

红外线照射体表后，一部分被反射，另一部分被皮肤吸收。皮肤对红外线的反射程度与色素沉着的状况有关，用波长 0.9μm 的红外线照射时，无色素沉着的皮肤反射其能量约 60%；而有色素沉着的皮肤反射其能量约 40%。远红外线（波长 1.5μm 以上）照射时，绝大部分被反射和为浅层皮肤组织吸收，穿透皮肤的深度仅达 0.05～2mm，因而只能作用到皮肤的表层组织；近红外线（波长 1.5μm 以内）以及红色光的近红外线部分透入组织最深，穿透深度可达 10mm，能直接作用到皮肤的血管、淋巴管、神经末梢及其他皮下组织。依据斯蒂芬-玻耳兹曼定律，凡是温度高于开氏零度（绝对零度，−273.15℃）的物体都会自发地向外发射红外热辐射。目前，已有的红外线治疗设备有频谱治疗仪、红外偏振光治疗仪、红外仿灸仪等，均通过对红外基材通电发热产生红外线，进而作用于机体或特定部位产生治疗或缓解作用。

医用设备较多使用远红外线治疗，波长范围多取在 4.0～14.0μm 内，它具有 3 种生物学效应，即辐射效应、共振效应和热效应。辐射效应和共振效应，可通过促使游离电荷和离子振荡，造成大分子如蛋白质变性以致破碎，增加其在组织中的吸收；热效应可以导致局部血管或淋巴管扩张，促进微循环流动。研究证明，热效应可以增加机体的免疫功能。通过红外线的治疗，可显著提高心肺疾病患者的生活质量，促进患者心肺气体交换，改善心肌耗氧量，提高心肌收缩力，可显著提高预后效果，恢复心脏功能，提高心肺疾病患者冠脉的扩张能力，增加侧支循环，提高心脏供血量，明显改善心肌缺血及缺氧的状态，缓解患者的胸闷、气促、无力等情况。通过治疗红细胞变形能力亦有较显著的增强，从而加速了组织器官的血流速度，改善了血液流态，增加了组织的血供及氧利用，便于组织修复，使临床症状改善。通过治疗，患者的冠状血管床血流增加、毛细血管弥散能力增加，心肌细胞代谢得到改善，心肌缺血区的侧支循环血管生长，侧支循环血流的增加，在一定程度上可改善心肌缺血。心肺理疗在肺部感染患者的康复护理中也具有极为重要的意义，它能有效增加患者的肺容积，提高患者的肺活量，防止发生并发症、增加肺部呼吸功能，保持呼吸道顺畅，采用心肺理疗还可有效地防止因患者产生误吸而导致吸入性肺炎，避免患者肺泡萎缩及肺部不张等并发症的发生。采用心肺理疗不但有利于提高患者治疗效率、减少患者住院时间，更有利于提高患者生活质量，值得临床推广与应用。

4. 红外线治疗操作方法

（1）治疗前仔细询问患者，了解有无理疗禁忌证。

（2）治疗前嘱患者除去辐射场作用范围内金属物品。

（3）接通电源，确认仪器运转正常。

（4）患者取舒适体位，充分暴露治疗部位皮肤。

（5）将治疗仪放置于治疗部位，辐射器与皮肤距离一般如下：功率 500W 以上，灯距应在 50～60cm 以上；功率 250～300W，灯距 30～40cm；功率 200W 以下，灯距 20cm 左右。

（6）时间：红外线每次照射 15～30 分钟，每日 1～2 次，应询问患者的温热感是否适宜。

（7）治疗结束后，仪器报警，治疗电源自动断电，治疗师按操作顺序切断仪器电源。

5. 红外线治疗注意事项

（1）治疗中要经常询问患者感觉和观察局部反应，随时调整灯距，防止烫伤，及时处理异常情况。

（2）红外线治疗时患者不能移动体位，以防止烫伤。

（3）治疗过程中如有感觉过热、心慌、头晕等反应时，需停止治疗。

三、微波治疗

（一）微波的定义

微波是波长为 1mm～1m、频率为 300～3000MHz 的一种高频电磁波，具有传播速度快、穿透力强、抗干扰性好、能被某些物质吸收等特点，作用于人体以治疗疾病的方法。

（二）微波的治疗作用

微波的治疗特点是在含水多的组织吸收微波少，而含水少的组织吸收微波多，即脂肪过热现象不明显。并且其作用深度主要在 5～7cm，这样的深度主要是皮下区域，多为肌肉组织。由于微波治疗热效应的特点，微波的治疗作用能使局部血管扩张，血液循环加强，尤其是肌肉组织的营养和代谢增强，促进水肿吸收，炎症因子的排除。微波作用于人体组织除热效应外还存在着非热效应，例如人体乳脂、红细胞等带电颗粒能在微波场作用下沿电力线分布排列成串珠状，这些现象在非热的电场强度下亦可发生。

（三）微波治疗常规操作方法

微波主要采用非接触法，即将辐射器对准治疗部位按要求调整与皮肤的间距。

（1）剂量：通常按患者的温热感程度分为四级：无热量为 20～50W；微热量为 50～100W；热量 100～200W；直接辐射一般 10～40W。

（2）时间和疗程：治疗时间通常为 5～20 分钟，每日或隔日 1 次，6～20 次为一个疗程。

（四）微波治疗注意事项

（1）辐射器必须与电缆紧密相连，对准治疗部位再旋到开始按钮，切勿空载治疗或对准周围空间。

（2）对感觉迟钝或感觉丧失者及严重血循环障碍者必须慎用，必须用时宜小剂量。

（3）眼部、睾丸部位忌用微波辐射；头面部治疗时，患者需佩戴专用的微波防护眼镜。

（4）严格遵照各辐射器的距离、剂量要求，切勿超载。

（五）微波在心肺康复领域的应用

近年来，微波治疗在临床各个领域中得到迅速发展和应用，在心肺康复的临床理疗和治疗方面发挥着越来越显著的作用。采用微波适量的局部照射，能够提高局部机体的新陈代谢，诱导一系列物理化学变化。小剂量作用于心脏可以减慢心率，改善心肌血供；小剂量作用于肺脏，可以利于肺部炎症的吸收，引起免疫抑制反应，缓解免疫反应，改善肺部血液循环，增加血中氧合血红蛋白，促进组织恢复。

随着微波技术的飞速发展，其在支气管肺炎（多见于小儿）治疗中得到了广泛应用，在一定程度上缓解了抗生素滥用带来的治疗困难的问题。多项研究证明微波治疗小儿肺炎可有效减少患儿症状，对促进小儿支气管肺炎恢复具有积极作用，是较好的小儿肺炎辅助治疗方法，且安全性高。

除了小剂量微波理疗治疗肺部炎症，由于医学影像技术的发展，利用大剂量的微波消融痛苦轻、操作简单、可多次治疗、疗效确切等特点可以有效抑制肿瘤细胞的增长，对中央型和周围型肺癌都取得了不错的效果。并且适用于外科手术不佳的患者或寻求缓解肿瘤疼痛的患者。与射频和低温消融相比，微波消融在肺部肿瘤的传统治疗中更有优势，减少并发症，能更有效的提高肺癌患者生存率，降低死亡率。

四、超短波治疗

（一）超短波治疗的定义

超短波疗法是指应用波长 1～10m 的高频正弦交流电所产生的高频电场作用于人体治疗疾病的方法为超短波电疗法。

（二）超短波的治疗作用

超短波的作用机制主要是热效应和非热效应。热效应的原理是人体的内环境存在大量的阴阳离子和带电颗粒。在超短波的作用下，体内同时形成了传导电流和位移电流。这种位移电流为克服介质阻力而产热。非热效应是受电流差电压作用，超高频电振荡波引起细胞内物质的表面张力增高。短时间无热量超短波作用人体时，对急性炎症的消退比长时间温热量作用时的效果更明显，此外还可以引起其他器官的反应。

（三）超短波的常规操作方法

（1）电极的放置：通常采用对置法，将两个电极相对放置，电极应与体表平行。

（2）治疗剂量、时间和疗程：剂量根据患者感觉分为 4 级。1 级无热量；2 级微热量，有微弱温热感；3 级温热量，有明显的温热感；4 级，热量，有强烈的热感，只用于射频的肿瘤热疗中。治疗时间根据疾病进程采用不同的时间，急性期采用无热量，短时间；慢性期宜用微热量，15～20 分钟。

（四）超短波治疗注意事项

（1）患者在治疗时，要除去身上的金属物品，禁止在有金属异物的局部治疗。

（2）治疗局部应当保持干燥，治疗前应当擦去汗液。

（3）治疗时要保持适宜的治疗体位，维持治疗局部的平整，对于不平整的治疗部位，应当用衬垫托起。

（4）两电极应当平行放置，不能接触交叉或打卷，以防短路。

（五）超短波治疗在心肺康复领域的运用

超短波在临床应用中极为广泛，临床报道广泛用于治疗肺炎、气管炎、颈椎病、腰椎间盘突出、盆腔炎、不孕不育、关节炎等疾病。但通常情况下，需要和其他疗法综合应用。目前，超短肺炎波结合其他疗法的综合运用广泛应用于肺部呼吸系统疾病如慢性阻塞性肺疾病、肺炎、支气管炎等。多个研究发现，超短波联合肺功能训练治疗慢性阻塞性肺疾病的疗效确切，可有效改善肺功能以及耐力，提高生活质量，改善呼吸困难。研究证实了超短波治疗改善 COPD 患者肺通气功能的机制是通过减少中性粒细胞的炎症因子，从而减少气道炎症，促进了气道的重建。此外，临床上还运用超短波治疗其他呼吸系统疾病。经过超短波治疗的尘肺患者呼吸功能改善较为明显，能够有效抑制粉尘结节损伤继发的炎症反应，从而起到减慢尘肺患者纤维化的进程。

五、磁疗

（一）磁疗的定义

磁场疗法是将磁场应用于人体，以治疗人体的各种疾病的一种理疗方法。磁疗作用的部位通常为局部病变部位或者穴位。

（二）磁疗的治疗作用

磁疗作用于人体的机制主要有以下几个方面：人体存在有生物电流和生物磁场，磁疗的方法可以通过调节人体生物磁场的方式来达到辅助疾病的治疗的作用；磁场作用于人体会在人体内产生感应微电流，微电流可以影响到人体自身的生物电流，从而起到调节人体功能的作用；磁场作用于人体会引起血管的扩张和血流的加快，从而达到迅速稀释各种致痛物质，减轻患者疼痛的作用；磁疗可以改变细胞膜的通透性，引发相应的生物学效应，从而达到治疗疾病的效果；磁场可以刺激到人体的感受器，从而借助神经的传导影响到整个机体。

磁疗的作用体现在各个方面。首先，由于磁疗有着改善血液循环和降低感觉传入的作用，使得磁疗有着很好的消炎、消肿和镇痛的效果。其次，磁疗对于神经有着良好的调节作用，结合磁疗促进血液循环的作用，使得磁疗有着良好的镇静、降压、促进睡眠的作用。除此以外，在磁场作用下，ATP 酶和胆碱酯酶的活性增强，可以有效增强肠道的吸收功能，起到良好的止痛效果。

（三）磁疗的常规操作方法

直接贴敷法：直接将磁片固定在要治疗的部位上，与皮肤接触，放置磁片的数量和磁极的放置方式，贴敷持续的时间视患者自身的情况决定。

间接贴敷法：同样是将磁片对准治疗部位，不同的是间接贴敷法中磁片与皮肤不是直接接触的，而是缝在衣服或表带等物品上以便患者携带，这种方法一般用于由于过敏等原因无法使用直接贴敷法的患者，或者是应用于需要长时间治疗的慢性疾病中。

除了以上两种操作方式以外还有低频交变磁场疗法、脉冲磁场疗法和旋磁疗法，通过对应的磁疗仪器来对患者进行治疗。

（四）磁疗在心肺康复领域的应用

在心肺康复中，磁疗可以应用于冠心病、慢性气管炎以及慢性阻塞性肺疾病中，来抵消肌肉衰竭的影响和减轻呼吸系统的症状，一般作为一种辅助治疗的手段。

六、其他热疗手段

（一）热疗的定义

热疗是指通过各种热源将热量直接传导至人体，以达到治疗各种疾病的一种理疗方法。

（二）热疗的治疗机制与作用

热疗作用于人体的机制有以下几个方面：

（1）热疗可以通过神经体液反射，起到改善局部血液循环和代谢的作用。

（2）热刺激能够促进肌肉的血液循环、改善肌肉的代谢、充分氧化乳酸，从而达到促进肌肉疲劳迅速恢复的作用。

（3）适当的温度提升可以增加生物酶的活性和细胞代谢的速率，进而促进胶原蛋白的合成，促进组织的修复和生长。

（4）热刺激可以通过竞争性抑制作用减少痛觉的传导，同时通过促进血液循环的作用减少炎症的疼痛，以达到缓解疼痛的作用。

（三）热疗的常规操作方法

热疗可以根据使用的热源的种类的不同分成以下各种：

（1）石蜡疗法：使用加热熔化的石蜡作为导热体将热能传导至机体的治疗方法。

（2）泥疗法：以加热到一定温度的泥作为传导体将热能传导到机体的治疗方法。

（3）沙粒疗法：以清洁的海沙、河沙和田野沙作为传导体。

（4）湿热奄包法：以布袋中的硅胶加热后散发出的热河水蒸气作为热源。

（5）其他疗法：化学热袋疗法和坎离沙疗法。化学热袋疗法是利用醋酸钠等化学物品在结晶过程中释放的热量。坎离沙的成分包括防风、川芎、通骨草和当归四味中药，以及醋酸和铁末。

（四）热疗在心肺康复中的重点应用

热疗具有促进血清中血管活性肠肽和降钙素基因相关肽的合成与释放的作用，这两种神经源性递质有着舒张支气管平滑肌的作用。因此除了用于缓解疼痛等作用以外，热疗还能用于改善患者的肺功能、减轻患者心肺方面的症状。

七、体外反搏治疗

（一）体外反搏的定义

体外反搏是通过无创的体外循环装置来对人体下半身进行加压，对机体形成搏动性的灌注压力，从而增加心脏以及其他重要脏器舒张期的血流量的一种疗法。

（二）体外反搏的治疗机制

体外反搏技术的原理是在心脏的舒张期，按顺序的对患者的小腿、大腿、臀部施压，以帮助血液的反流，产生舒张期增压波。这种增压波一方面可以在显著提高上半身血流的灌注压的同时增加循环系统的血流量。另一方面，实验研究表明，体外反搏由于血管内皮相关活性物质浓度的调节有着一定的作用，在早期的研究过程中，发现体外反搏会导致心钠素的水平上升。

（三）体外反搏治疗的常规操作方法

借助体外反搏治疗仪或者增强型体外反搏治疗仪，在患者的小腿、大腿和臀部上扎上气囊，利用患者自身的心电信号进行触发，在心脏的舒张期，对气囊充气加压的方法，从患者下肢的远端开始，有顺序地向近端加压。

（四）体外反搏在心肺康复领域的应用

体外反搏技术对于缺血性血管疾病有着较好的疗效，这是因为体外反搏技术能够有效地增加心脏以及其他各个重要脏器的灌注压力，因此，体外反搏技术在冠心病、心绞痛、心肌缺血等疾病中有着较好的疗效，可以有效提高患者的生活质量。

小结

运用适宜的物理因子治疗技术手段，配合系统的综合康复训练，可以对心血管疾病、呼吸系统疾病产生积极的治疗作用，为心肺疾病患者的康复发挥重要的辅助治疗作用。

参 考 文 献

[1] 蔡兴明，张爱霞，谢强，等. 增强型体外反搏对冠心病患者炎症因子的影响 [J]. 实用医学杂志，2012，28（10）：1622-1625.

[2] 陈春仙. 微波治疗仪的原理、使用方法及维修 [J]. 医疗装备，2017，30（19）：77-78.

[3] 陈笑佟. 远红外线照射对血液透析患者自体内瘘的保护效果分析 [J]. 实用妇科内分泌杂志（电子版），2018（19）.

[4] 丁玉. 微波治疗仪治疗小儿肺炎患儿的临床效果 [J]. 中国医疗器械信息，2017，12（19）：39-40.

[5] 高昌霞. 不同体位超声雾化吸入与氧气雾化吸入对 COPD 患者 SpO_2 影响的观察 [J]. 基层医学论坛，2012，16（33）：4368-4369.

[6] 侯雪莲，郑芬. 远红外线治疗仪联合护理干预在透析患者内瘘中的应用效果 [J]. 黑龙江医药，2018（5）：1174-1176.

[7] 黄伟，马幸生. 微波消融术在肺癌中的应用 [J]. 中国胸心血管外科临床杂志，2015，22（3）：265-267.

[8] 黄玉英，彭耀尧，梁晓东，等. 贝前列素钠片联合远红外线照射在动静脉内瘘成熟中的作用 [J]. 中国医药科学，2018（17）.

[9] 李光颖. 针灸治疗颈椎病颈痛的远期疗效问题及对策 [J]. 医药前沿，2018（26）.

[10] 李秋革，李贺芝. 超短波在临床疾病治疗中的研究进展 [J]. 中国社区医师，2011，34（13）：17-18.

[11] 李淑媛，郭倩，周捷，等. 心肺物理治疗技术在康复护理中的应用效果分析 [J]. 临床医药文献杂志（电子版），2017，4（1）：98.

[12] 刘冬华. 微波治疗仪在小儿支气管肺炎治疗中的应用[J]. 中国医疗器械信息, 2016, 18 (57): 116-117.

[13] 罗诗玲, 黄平. 远红外线加复合磁疗治疗慢性浅表性胃炎的临床疗效观察[J]. 中国现代药物应用, 2018, 12 (11).

[14] 孟海艳, 吴娟, 许惠芬. 不同雾化方式对COPD患者舒适度的影响[J]. 南通大学学报(医学版), 2013, 33 (4): 267-269.

[15] 闵晓梅, 王进. 体外反搏治疗冠心病不稳定型心绞痛200例临床观察[J]. 心血管康复医学杂志, 2013, 22 (3): 276-278.

[16] 乔志恒, 华桂茹. 理疗学[M]. 北京: 华夏出版社, 2013.

[17] 师丽娟. 热疗对COPD急性加重期患者气道神经因子的影响及临床意义[D]. 青海: 青海大学, 2017.

[18] 帅敏, 马利林. 光子治疗的研究与临床应用进展[J]. 中国医学创新, 2017, 14 (30): 136-141.

[19] 宋俊星. 观察超声波联合运动康复治疗冠心病的疗效[J]. 中西医结合心血管病电子杂志, 2014, 2 (14): 27-29.

[20] 孙同. 中药超声雾化吸入治疗慢性阻塞性肺疾病临床观察[J]. 实用中医药杂志, 2012, 28 (6): 461.

[21] 王伟, 孙强三, 徐少华, 等. 超短波辅助治疗慢性阻塞性肺疾病患者气道炎症的临床研究[J]. 中华物理医学与康复杂志, 2003, 25 (8): 477-479.

[22] 王雪玲, 贾芸玲, 傅恩惠, 等. 超短波电疗法辅助治疗尘肺临床疗效观察[J]. 中国职业医学, 2011, 38 (4): 146-147.

[23] 徐少华, 王伟, 邵红艳, 等. 超短波治疗对COPD患者诱导痰中炎症细胞及IL-8和TNF-α的影响[J]. 中华物理医学与康复杂志, 2005, 27 (3): 171-172.

[24] 杨丽. 雾化吸入在慢性阻塞性肺疾病患者中的应用[J]. 现代预防医学, 2012, 39 (10): 2570-2572.

[25] 杨平, 林晓华. 超短波配合肺康复治疗慢性阻塞性肺疾病的疗效观察及护理[J]. 现代临床护理, 2006, 5 (3): 27-28.

[26] 于露, 梁良. 超短波联合肺功能训练对慢性阻塞性肺疾病的治疗作用[J]. 四川解剖学杂志, 2018, 26 (3): 113-115.

[27] 张德龙, 徐海峰. 超声波联合运动康复治疗冠心病的临床疗效及预后分析[J]. 中国医疗器械信息, 2017, 23 (22): 139-140.

[28] 张和华, 王晴, 袁军. 微波治疗仪的研究和应用新进展[J]. 中国医学装备, 2009, 6 (3): 53-57.

[29] 张红璇, 于荣秀, 魏文婷, 等. 慢性阻塞性肺疾病康复治疗进展[J]. 中国老年学杂志, 2011, 31 (10): 1931-1933.

[30] 张昭, 张婷婷, 彭瑞敏, 等. 不同雾化吸入方式对慢性阻塞性肺疾病急性期的临床疗效[J]. 中华肺部疾病杂志(电子版), 2015, 8 (4): 470-471.

[31] 赵文圣, 朴国亮, 李永涛, 等. 自拟益气活血通络汤联合超声波穴位刺激治疗冠心病心绞痛的

疗效观察［J］. 临床合理用药杂志，2014，7（31）：19-20.

［32］钟郑发. 微波治疗仪在小儿肺炎辅助治疗中的临床效果观察［J］. 中国卫生标准管理，2016（10）：53-54.

［33］POLASTRI M, COMELLINI V, PACILLI AMG, et al. Magnetic Stimulation Therapy in Patients with COPD: A Systematic Review [J]. COPD: Journal of Chronic Obstructive Pulmonary Disease, 2018, 15 (2): 165-170.

［34］ROSS CL, TELI T, HARRISON BS. Electromagnetic field devices and their effects on nociception and peripheral inflammatory pain mechanisms [J]. Altern Ther Health Med, 2016, 22 (3): 52-64.

［35］SERVODIO IAMMARRONE C, CADOSSI M, SAMBRI A, et al. Is there a role of pulsed electromagnetic fields in management of patellofemoral pain syndrome? [J]. Bioelectromagnetics, 2016, 37 (2): 81-88.

［36］SIDOFF L, DUPUY DE. Clinical Experiences with Microwave Thermal Ablation of Lung Malignancies [J]. International Journal of Hyperthermia, 2017, 33(1).

［37］WONG CH, LIN LC, LEE HH, et al. The analgesic effect of thermal therapy aftertotal knee arthroplasty [J]. J Altern Complement Med, 2012, 18 (2): 175-179.